맑고 향기로운

한국의
건강 약차

자연을 담는 사람들 편

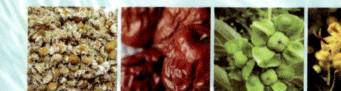

The Medicinal Tea of Korea

아이템북스

머리말

약차의 유래는 초의선사草衣禪師, 1786-1866로부터 시작된다. 초의선사는 조선 후기의 대선사로서 우리나라 다도茶道를 정립한 분이다. 우리 차 문화사에 중요한 족적을 남긴 초의선사는 한국의 다성茶聖으로 꼽힌다.

초의선사는 1824년부터 입적할 때까지 줄곧 해남 대둔산 대흥사 일지암一枝庵에 기거하면서 수행과 집필에 몰두했다. 1828년에는 지리산 칠불암에서 『다신전茶神傳』을 초록抄錄해 냈다. 차 생활에 대한 다양한 내용을 담은 이 책을 낸 이유는 승가의 차 풍습을 이어나가고, 더 많은 사람들에게 다도를 전하기 위해서였다.

한방에서는 여러 가지 한약재를 물과 같이 넣어 달이는 것을 탕이라고 한다. 탕湯과 약차를 굳이 구분하자면 탕약은 치료에 목적이 있고 약차는 건강증진과 예방에 쓰인다.

또한 탕약은 진하게 달여서 마신다면 약차는 묽게 끓여서 수시로 마신다. 이런 이유로 탕약은 전문지식과 경험을 가진 사람이 조제하여야 하며 복용 방법도 엄격하게 지켜야 한다.

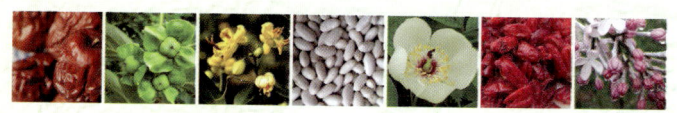

　이에 비해 약차는 독이 없는 재료를 이용하므로 가정에서 쉽게 이용할 수 있다.

　그러므로 약차는 커피나 홍차 같은 기호식품이라고는 볼 수 없고 건강을 증진시키고, 질병을 예방하는 음료에 속한다고 할 수 있다. 즉 약차의 목적은 독이 없는 식물을 보리차처럼 묽게 끓여 수시로 복용함으로서 인체의 신진대사를 도와 순응적인 효과를 얻고자 함에 있다.

　약차에 이용하는 재료는 주로 약초, 채소, 과일 등 식물성 식품으로 독성과 부작용이 없다.

　약차의 재료는 집에서 직접 채취하여 보관하였다가 쓰는 경우도 있고, 약재시장에서 구입할 수도 있다.

　모든 재료는 신선하게 보관하여야 하고 농약, 곰팡이 등 불순물이 섞이지 않아야 한다.

　약차의 주요기능은 식품의 특성과 약효를 이용하여 건강유지와 질병 예방하는데 있으며 꾸준히 마시면 체질개선에도 도움이 된다. 매일 몸에 좋은 약차를 하루 세 잔 정도 마시는 일, 습관만 들이면 어렵지 않다.

차례

머리말 • 4

갈근차 • 8
감꼭지차 • 10
감국차 • 12
감맥대조차 • 14
감비차 • 16
감잎차 • 18
감초차 • 20
결명차 • 22
계피차 • 24
길경차 • 26
구기자차 • 28
국화차 • 30
귀비탕차 • 32
궁귀차 • 34
귤차 • 36
금은화차 • 38
난초차 • 40
녹차 • 42
다시마차 • 44

달개비차 • 46
당귀금강차 • 48
당귀차 • 50
대추차 • 52
대파차 • 54
덩굴 은회 차 • 56
두충차 • 58
두향차 • 60
들깨차 • 62
마늘차 • 64

매실차 • 66
맥문동차 • 68
모과차 • 70
목통 으름잎 차 • 72
무잎차 • 74
미삼차 • 76
백엽차 • 78
백작약감초차 • 80
백합차 • 82
백자인차 • 84
방풍차 • 86

박하차 • 88
벌꿀차 • 90
벚꽃차 • 92

보리차 • 94
복분자차 • 96
비파잎차 • 98
사과락차 • 100
사과차 • 102
사상자차 • 104
사프란차 • 106
산사맥아차 • 108
산사자차 • 110
산수유차 • 112
산약산수유차 • 114
산약차 • 116
산조인차 • 118
삼백초차 • 120
상백피차 • 122
상심자차 • 124
상황차 • 126
생강계피차 • 128

생강녹차 • 130
생강대추차 • 132
생강차 • 134
생맥산차 • 136
솔잎차 • 138
송화차 • 140
수박껍질차 • 142
수삼대추차 • 144

쌍화차 • 146
쑥생강차 • 148
시호맥문동차 • 150
시호차 • 152
신선엽차 • 154
신이화차 • 156
애엽차 • 158
오가피차 • 160
연근차 • 162
영지차 • 164
오미자차 • 166
오수유정향차 • 168
오이차 • 170

옥수수수염차 • 172
용안육차 • 174
욱리인차 • 176
유근피차 참느릅나무뿌리껍질 • 178
유자차 • 180
율무차 • 182
은행잎차 • 184
음양곽차 • 186
이질풀차 • 188
인동덩굴차 • 190
익모초차 • 192
인삼차 • 194
인진쑥차 • 196
잣차 • 198
죽엽차 • 200
진피차 • 202
차조기차 • 204
참깨차 • 206
치자차 • 208
토사자차 • 210
파뿌리차 • 212

포공영차 • 214
포도차 • 216
하수오차 • 218
행인차 • 220
현미차 • 222
호두차 • 224
황기마늘차 • 226
황기차 • 228
홍화차 • 230
흑두감초차 • 232
아욱차 • 234
미나리차 • 236
질경이차 • 238

우엉차 • 240
치커리차 • 242
진달래차 • 244
해바라기차 • 246

갈근차

칡은 콩과의 다년생 목본성 덩굴로 털이 있고, 한 계절에 18m까지 자란다. 큰 잎이 달리고 붉은빛이 감도는 자주색 꽃이 총상꽃차례로 핀다. 한방에서 뿌리와 꽃을 채취해 약용으로 사용하는데, 말린 꽃을 갈화, 말린 뿌리를 갈근이라고 부른다.

▶ 약재의 효능

감기 · 당뇨 · 고혈압 · 협심증 · 숙취해독 · 폐경기 · 갱년기 개선 · 두통 · 구토 · 우울증 · 해열 등의 예방과 치료에 좋다.

▶ 준비할 재료

말린 칡뿌리 30g · 물 적당량.

▶ 약차 만드는 방법

1. 재료를 얇게 썰어 다관에 담고 물을 붓는다.
2. 약한 불에 30분~1시간정도 끓인 후, 건더기를 건져낸다.

▶ 음용하는 방법

끼니 사이에 찻잔 1잔씩 하루 3회 마신다.

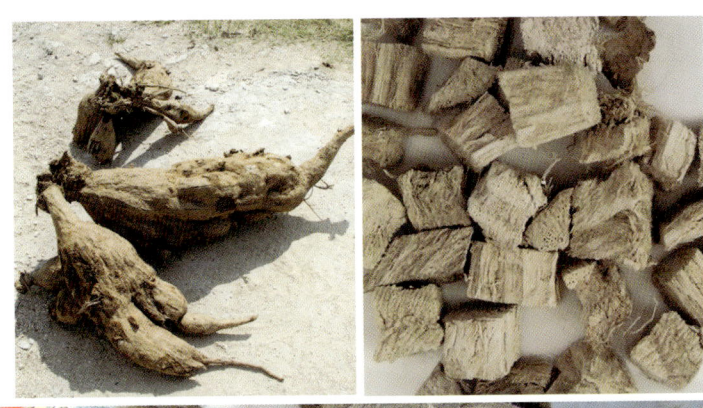

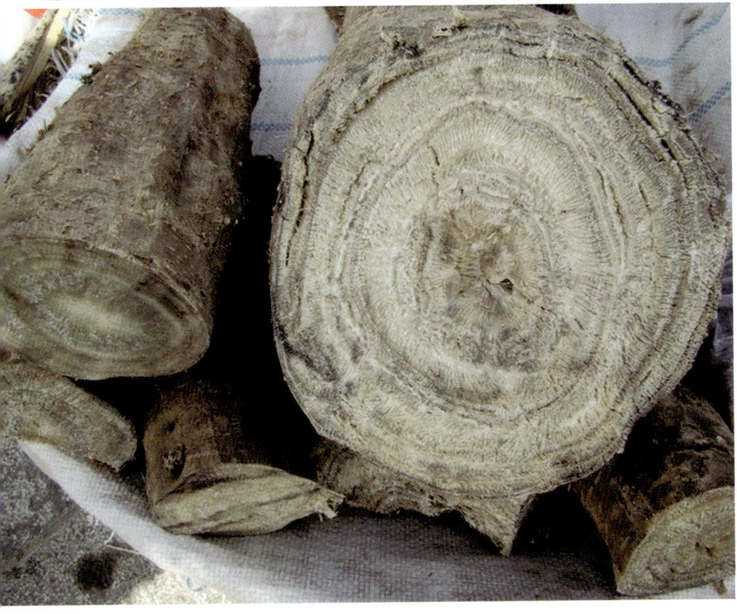

한국의 건강 약차

감꼭지차

감꼭지는 감 위쪽에 붙어 있는 꼭지로 모양은 가장자리가 얇게 넷으로 갈라진 넓적한 꽃받침이다. 말린 감꼭지를 한방에서는 시체라고 부른다. 시체는 딸꾹질과 야뇨증에도 유용하게 사용된다.

▶ 약재의 효능

야뇨증 · 진정 · 천식 · 만성기관지염 · 딸꾹질 등에 좋다.

▶ 준비할 재료

말린 감꼭지 3개 · 끓는 물 2*l* .

▶ 약차 만드는 방법

1. 재료를 깨끗이 씻어 물기를 제거한다.
2. ❶을 다관에 넣고 끓는 물을 붓는다.
3. 1~2분 정도 우려내면 완성된다.

▶ 음용하는 방법

끼니 사이에 1회 찻잔 1잔씩 수시로 마시면 된다.

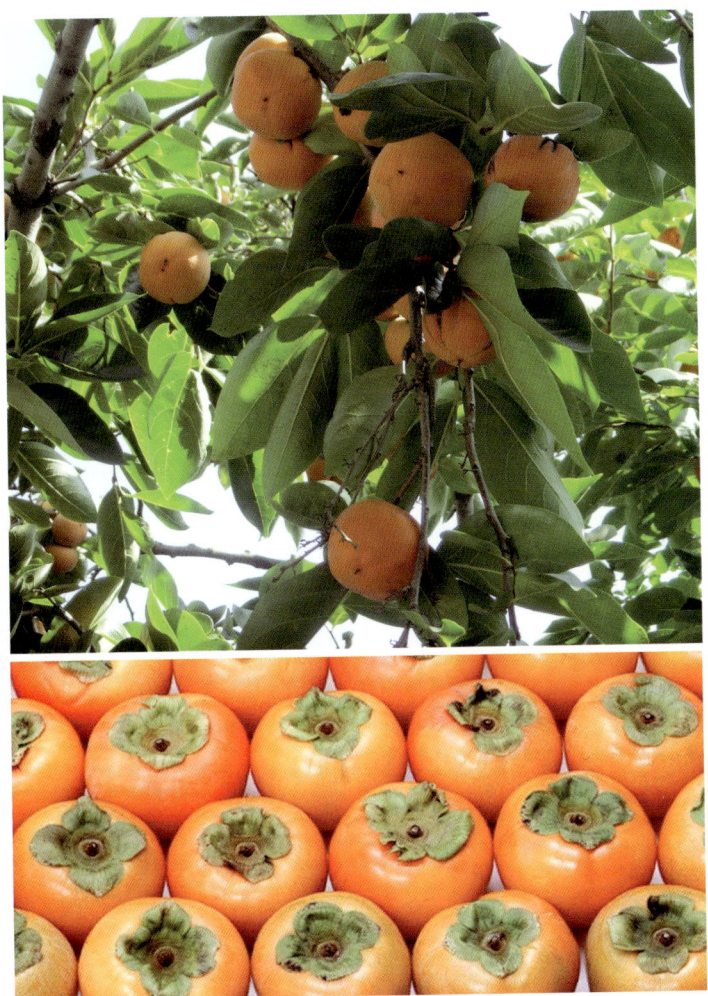

한국의 건강 약차

감국차

식용과 약용으로 사용되는 감국은 맛이 달고 향기가 많다. 10월에 꽃을 채취해 서늘한 곳에서 말린 다음 건조한 곳에 보관하면 된다. 말린 국화 몇 송이를 베개 속에 넣어두면 머리가 한결 맑아진다.

▶ 약재의 효능
고혈압 · 해열 · 신경통 · 두통 · 기침 등과 피부미용에 좋다.

▶ 준비할 재료
말린 감국꽃잎 40g · 끓는 물 2ℓ.

▶ 약차 만드는 방법
1. 재료를 깨끗이 씻어 물기를 제거한다.
2. ❶을 다관에 넣고 끓는 물을 붓는다.
3. 30초~1분 정도 우려내면 완성된다.

▶ 음용하는 방법
끼니 사이에 찻잔 1잔씩 수시로 마시면 된다.

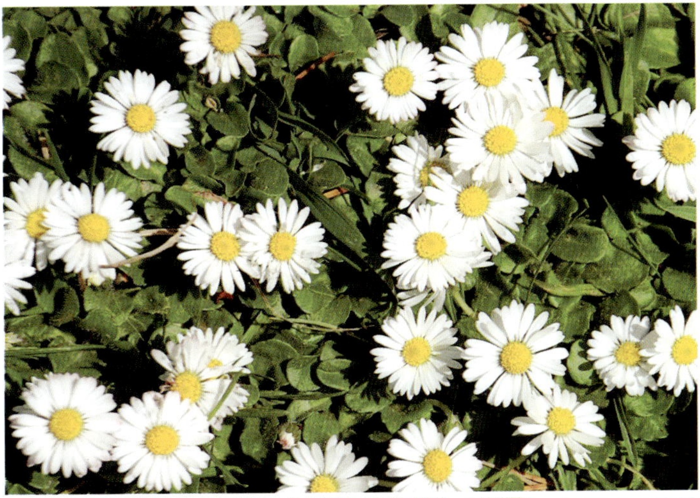

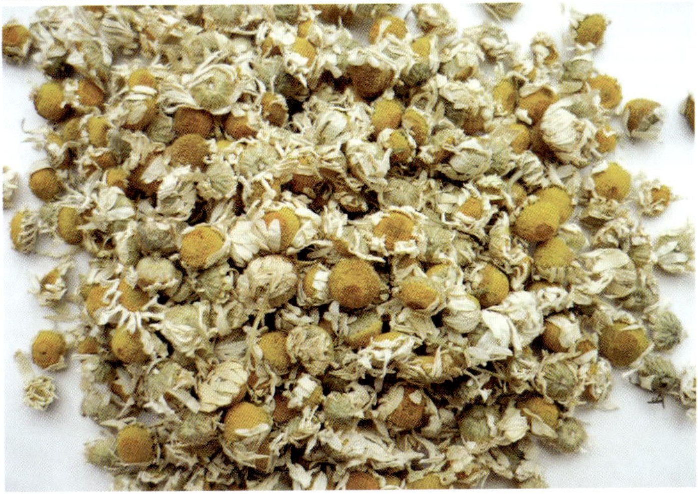

감맥대조차

감맥대조차는 감초와 밀, 대추 등을 혼합해 달여서 만든 차이다. 재료 중 감초는 맛이 달기 때문에 쓴약에 가미하면 좋다. 대추는 해독작용이 있다.

▶ 약재의 효능

신경안정·불안·초조·여성 우울증 등에 효과가 있다.

▶ 준비할 재료

감초 5g·대추 6g·밀 껍질 20g·물 종이컵 2컵.

▶ 약차 만드는 방법

1. 재료를 깨끗이 씻은 다음 물기를 제거한다.
2. ❶을 용기에 넣고 물을 붓고 끓인다.
3. 끓으면 불을 줄여 1시간 정도 달여 1컵이 되게 한다.
4. ❸에서 건더기를 건져내면 완성된다.

▶ 음용하는 방법

끼니 사이에 차처럼 수시로 마시면 된다.

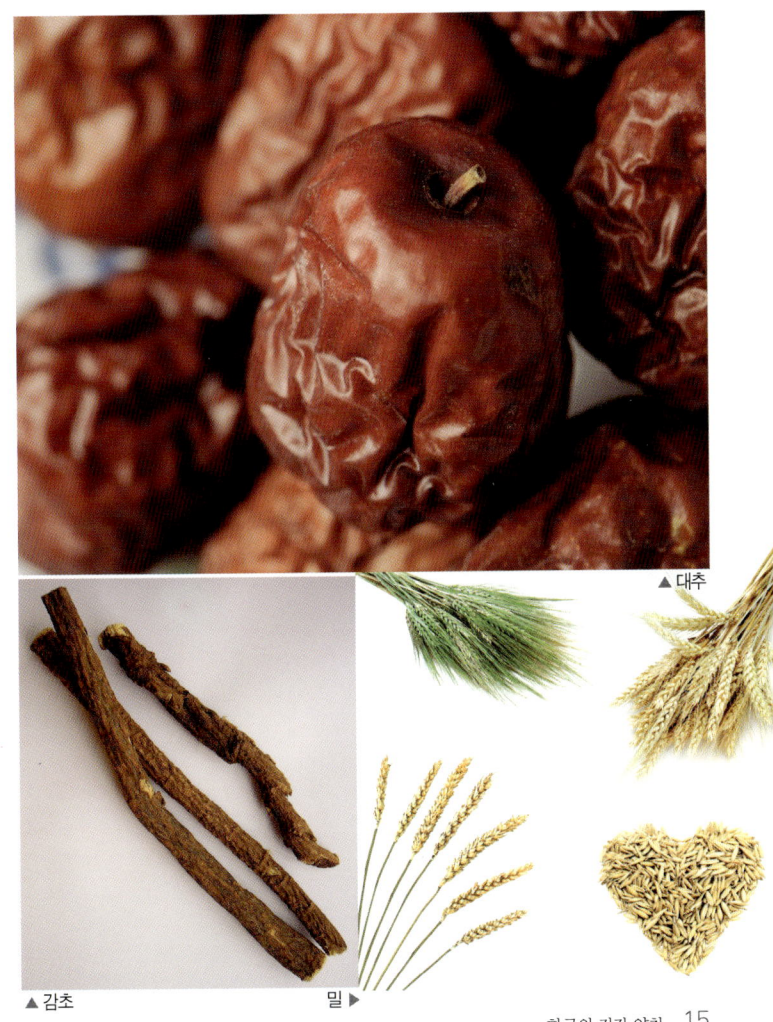

▲ 대추

▲ 감초　　　밀 ▶

감비차

감비차의 원료인 연꽃은 예로부터 불로식품으로 사용되어 왔다. 이 차는 고대 중국으로부터 전해져 내려오는데, 체중을 줄이는 약차로 유명하다. 따라서 다이어트를 원하는 여성들에게 인기가 좋다.

▶ 약재의 효능

야뇨 · 비만 · 고지혈증 · 산후 산모하혈 방지 · 붓기 제거 · 스트레스해소 등에 효과가 좋다.

▶ 준비할 재료

연잎 60g · 산사자 10g · 율무 10g · 진피말린 감귤껍질 5g

▶ 약차 만드는 방법

1. 재료를 깨끗이 씻어 말린다.
2. 재료를 믹스에 넣어 간다.
3. ❷를 차관에 넣고 끓는 물을 부어 우려내면 완성된다.

▶ 음용하는 방법

끼니 사이에 찻잔 1잔씩 하루에 3번 마시면 된다.

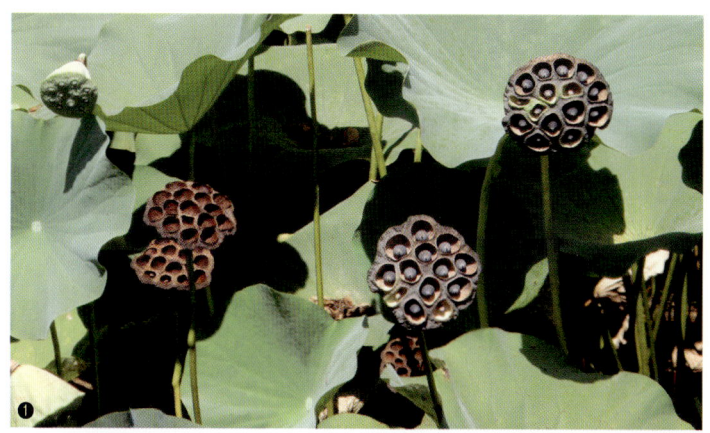

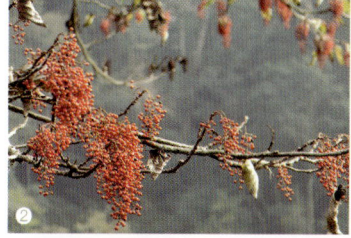

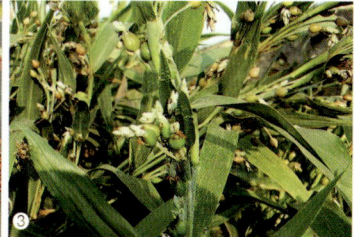

❶ 연
❷ 산사자
❸ 율무
❹ 진피

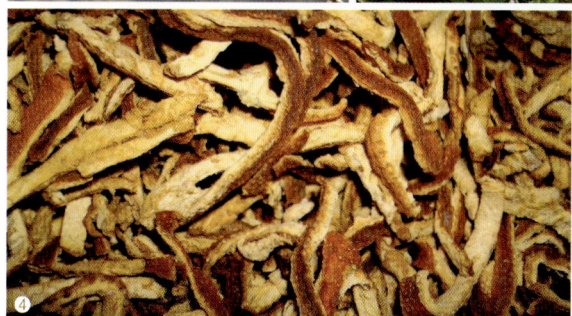

감잎차

감잎차는 5~6월에 수확한 어린 감잎을 사용한다. 『동의보감』에 '감은 성질이 차고 맛이 달며 독이 없다. 심폐를 부드럽게 하고 갈증을 멎게 한다.'고 했다.

▶ 약재의 효능

괴혈병 · 빈혈 · 고혈압 · 동맥경화 · 당뇨병 등으로 나타나는 갈증에 효과가 좋다.

▶ 준비할 재료

말린 감잎 3g · 끓는 물 2컵.

▶ 약차 만드는 방법

1. 감잎을 5㎜ 크기로 썰어 천 포대에 넣고 입구를 묶는다.
2. ❶을 찜통에 넣어 3분간 찐 후, 꺼내 엑기스를 짜낸다.
3. 찐 감잎을 채반에 널어 2~3일간 서늘한 곳에서 말린다.
4. ❸를 차관에 넣고 끓는 물을 붓고 5분 정도 우려내면 된다.

▶ 음용하는 방법

끼니 사이에 찻잔 1잔씩 1~2회 마시면 된다.

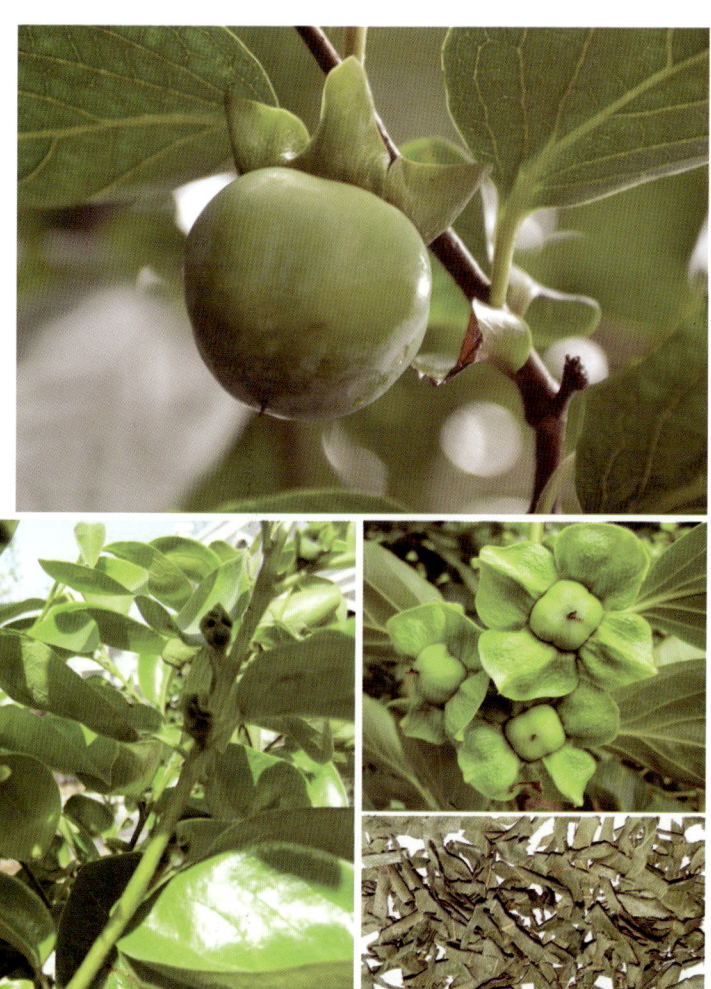

감초차

감초는 시베리아 동부와 중국 동북부가 원산인 콩과의 다년초로 뿌리의 맛이 달다. 해독작용과 한방약의 맛을 순하게 하면서 효력을 촉진시켜주기 때문에 모든 한방처방에 가미된다.

▶ 약재의 효능

신진대사 원활·신경안정·통증과 경련완화·해독·해열·진정·통증예방·신경성 위궤양·스트레스해소에 효능이 있다.

▶ 준비할 재료

감초 10g·물 종이컵 2컵.

▶ 약차 만드는 방법

1. 재료를 다관에 넣고 물을 붓는다.
2. 물이 끓으면 약한 불로 20분 정도 달인다.

▶ 음용하는 방법

끼니 사이에 수시로 마시면 된다. 이때 검정콩 또는 볶은 현미를 첨가해 끓이면 더 좋다.

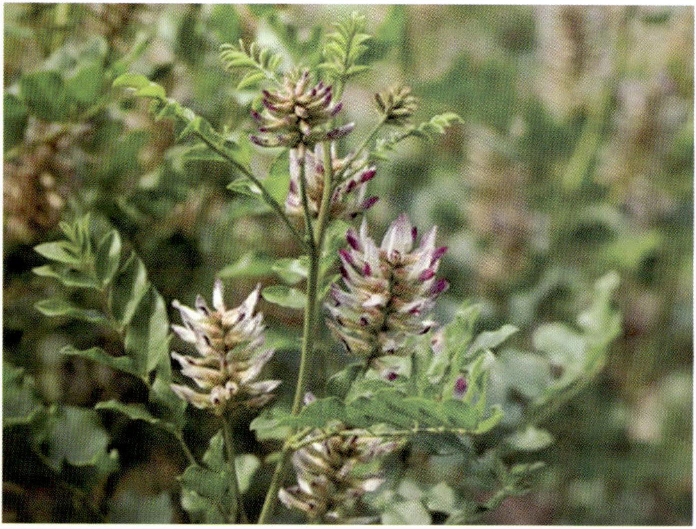

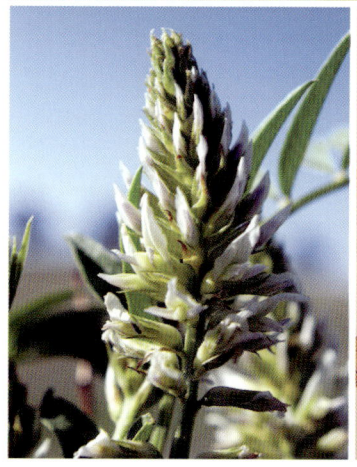
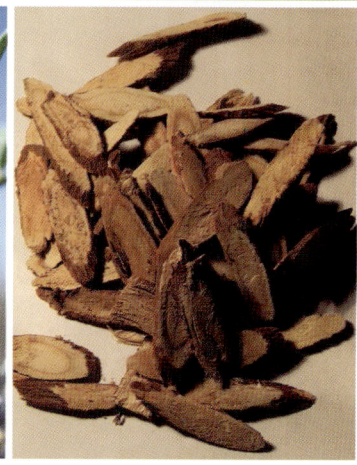

결명차

결명자는 콩과의 1년초로 미국이 원산지지만, 우리나라에서는 오래 전 중국에서 전래되었다.

▶ 약재의 효능
야맹증 · 시력향상 · 혈압 · 현기증 · 변비 · 간장과 신장보호, 부종제거 등을 비롯해 동맥경화예방 · 이뇨 · 자궁수축 · 피부면역 · 콜레스테롤강하에도 좋다.

▶ 준비할 재료
결명자 20g · 끓는 물 종이컵 3컵 반.

▶ 약차 만드는 방법
1. 재료를 프라이팬에 넣어 약한 불로 볶는다.
2. 다관에 ❶을 넣고 끓기 시작하면 약한 불에 10분 정도 더 끓인다.

▶ 음용하는 방법
끼니 사이에 찻잔 1잔씩 수시로 마시면 된다. 꿀을 가미해도 좋다. 저혈압에는 음용하지 말아야 한다.

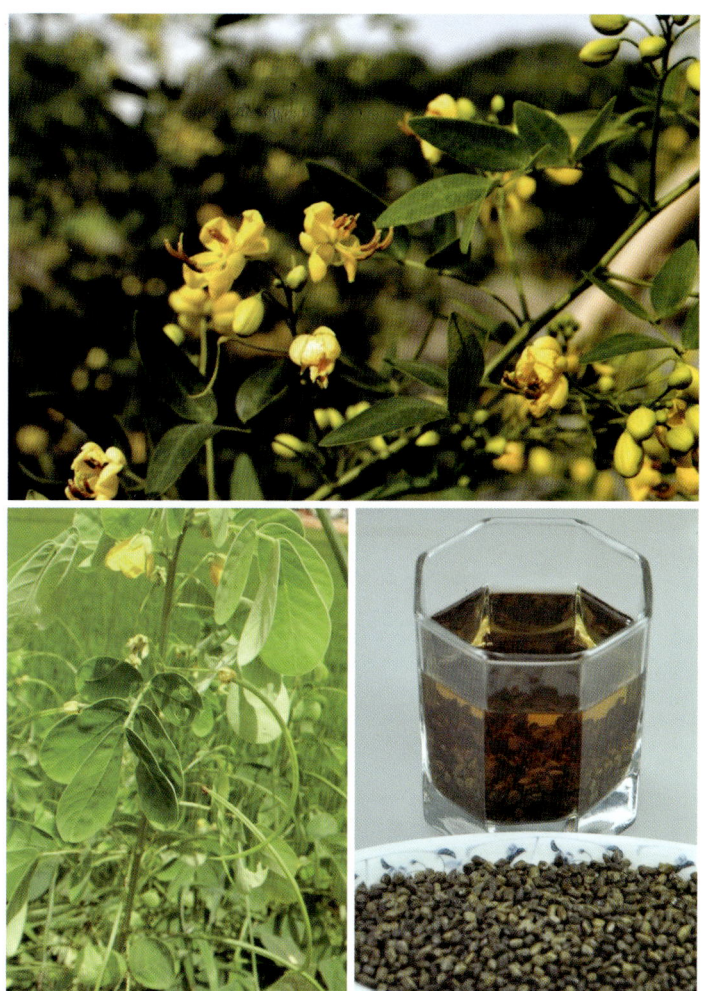

계피차

계피는 계수나무의 속껍질로 독특한 향기가 난다. 우리나라에서는 녹나무과의 육계나 동속 근연식물의 수피나 주피를 제거한 사용한다.

약재의 효능

자양강장·홍분·발한·해열·진통·혈액순환·소화촉진·순환기질환·노인병을 비롯해 땀이 나지 않을 때 효과가 있다.

준비할 재료

통계피 10g · 생강 20g · 잣 5개 · 물 종이컵 3컵.

약차 만드는 방법

1. 통계피와 생강을 씻어 물기를 제거한다.
2. ❶을 다관에 넣고 물을 붓고 끓인다.
3. 물이 끓으면 약한 불로 20분 정도 더 끓인다.
4. ❸에서 건더기를 걸러내면 완성된다.

음용하는 방법

끼니 사이에 찻잔 1잔씩 하루에 2~3회 마신다.

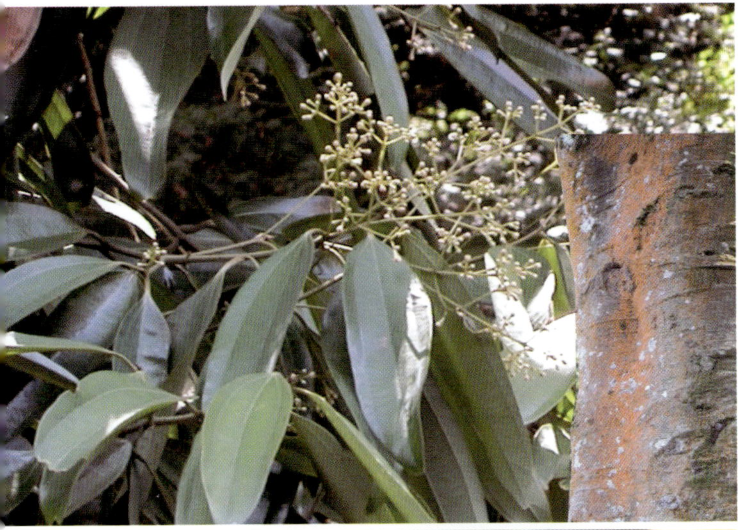

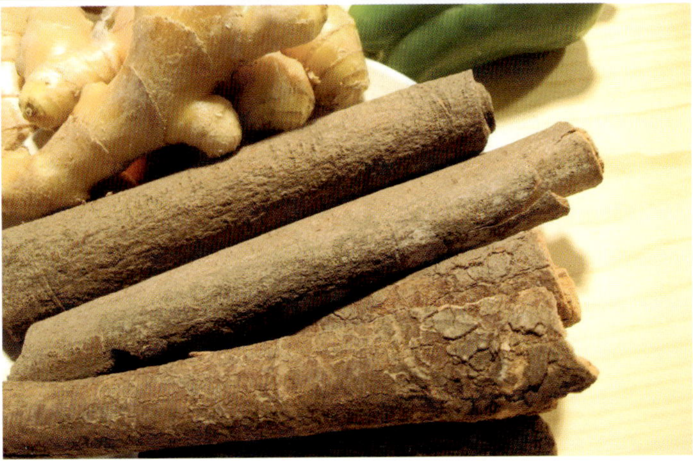

한국의 건강 약차 | 25

길경차

말린 도라지를 달인 약차로 기관지의 점액을 분비시켜 주기 때문에 목을 보호한다. 길경은 도라지를 말린 것을 말한다.

▶ 약재의 효능

도라지에는 사포닌이 함유되어 있어 목을 보해주면서 기침과 가래를 제거해주고 편도선염의 부종을 가라앉힌다.

▶ 준비할 재료

말린 도라지 10g · 감초 10g · 물 종이컵 3컵 반.

▶ 약차 만드는 방법

1. 도라지와 감초를 다관에 넣고 물을 부어 끓인다.
2. 끓기 시작하면 약한 불로 10분 정도 더 끓인다.

▶ 음용하는 방법

끼니 사이에 찻잔 1잔씩 하루에 2~3회 마시면 된다.
길경과 감초는 돼지고기 · 배추 · 해조류와 상극이기 때문에 함께 음용하지 말아야 한다.

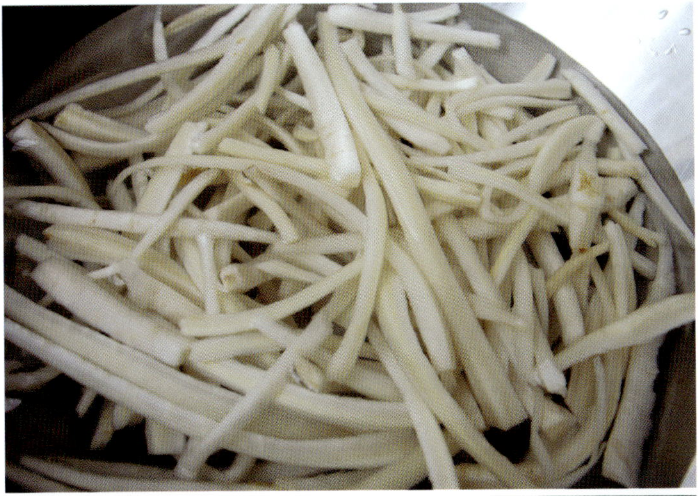

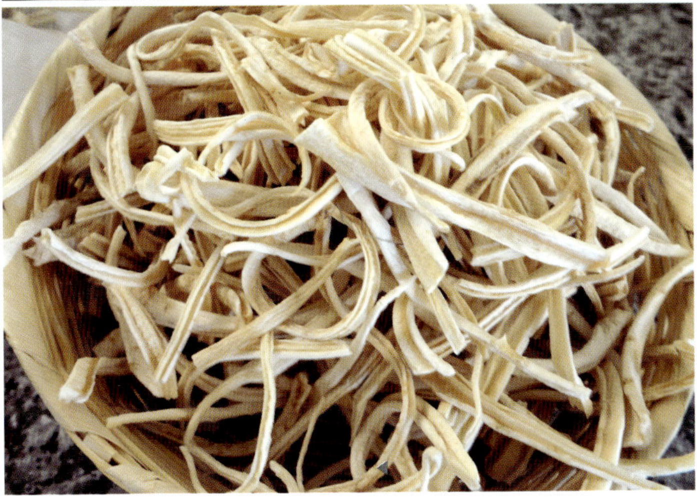

한국의 건강 약차 | 27

구기자차

구기자나무는 야산에 자생하는 낙엽저목으로 열매를 구기자라고 한다. 여름에 엷은 보라색 꽃이 피고 가을에 작고 길쭉한 붉은 열매가 맺는다. 구기자차에는 잎을 이용한 차와 열매를 이용한 차가 있으며 예로부터 자양강장에 많이 복용되어 왔다.

▶ 약재의 효능
어린잎에는 비타민 C와 단백질이 많아 피로회복 · 동맥경화 예방에 좋다. 열매는 혈액순환을 원활하게 해준다.

▶ 준비할 재료
구기자 15g · 물 종이컵 3컵 반 · 꿀 약간.

▶ 약차 만드는 방법
구기자를 약한 불에 살짝 볶은 후, 다관에 넣고 물을 부어 끓인다. 끓으면 약한 불에 30분 정도 더 끓인다.

▶ 음용하는 방법
끼니 사이에 찻잔 1잔씩 2~3회 마신다.

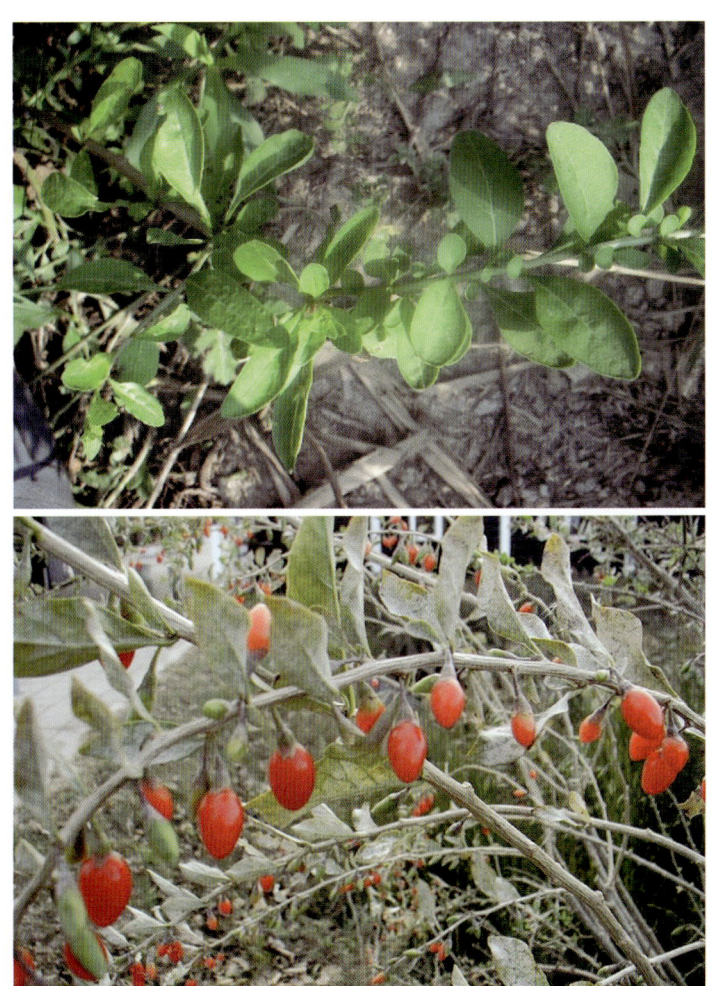

국화차

국화는 국화과의 여러해살이풀인데, 높이가 1m 정도로 가을에 꽃이 피며 꽃모양과 빛깔은 다양하다. 세계에 200여 종이 있으며 우리나라는 감국·뇌향국화·산국·산구절초·수국·울릉국화 등 10여 종이 서식하고 있다.

▶ 약재의 효능
해열·해독·두통·현기증 등에 좋다.

▶ 준비할 재료
황국 4큰술·물 종이컵 5컵·소금 약간.

▶ 약차 만드는 방법
1. 재료를 깨끗이 씻어 적당하게 소금을 친다.
2. ❶을 뜨거운 물에 데친다.
3. 천 주머니에 ❷를 넣고 물을 붓고 끓인다.
4. 물이 끓으면 약한 불에 15분 정도 더 끓인다.

▶ 음용하는 방법
끼니 사이에 찻잔 1잔씩 하루에 2회 마시면 된다.

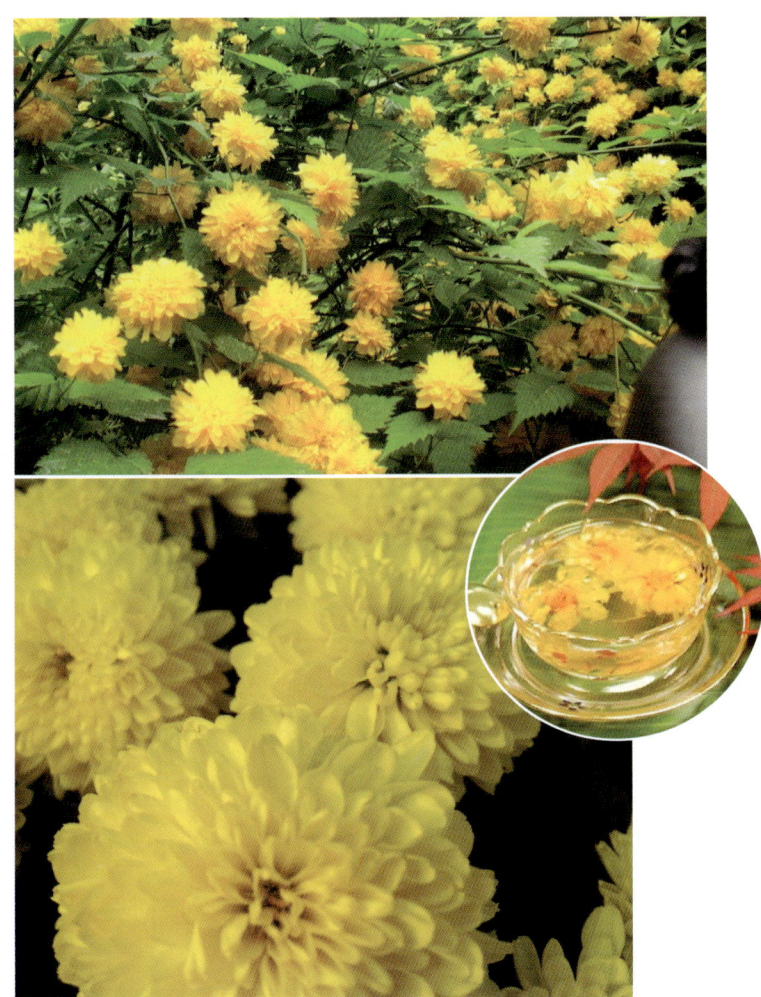

귀비탕차

여러 가지 약재를 혼합한 것으로 기운이 없고 잠이 안 올 때 마시는 차다. 뇌세포에 영양공급이 안될 때도 효과가 있다.

▶ 약재의 효능

체력증진 · 불안 · 건망증 · 신경쇠약 · 수면장애 · 식은땀 · 숨가쁨 · 자주 놀래는 것 · 혼몽 등에 좋다.

▶ 준비할 재료

당귀 4g · 용안육 4g · 산조인 볶은 것 4g · 원지 4g · 인삼 4g · 황기 4g · 백출 4g · 백복신 4g · 목향 2g · 감초 12g · 생강 5g · 대추 3g · 물 종이컵 5컵.

▶ 약차 만드는 방법

1. 재료를 깨끗하게 씻어 약탕관에 넣는다.
2. ❶에 물을 붓고 30분 정도 불린 다음 끓인다.
3. 끓으면 약한 불에 물이 절반으로 줄어들 때까지 달인다.

▶ 음용하는 방법

끼니 사이에 찻잔 1잔씩 하루에 3회 마시면 된다.

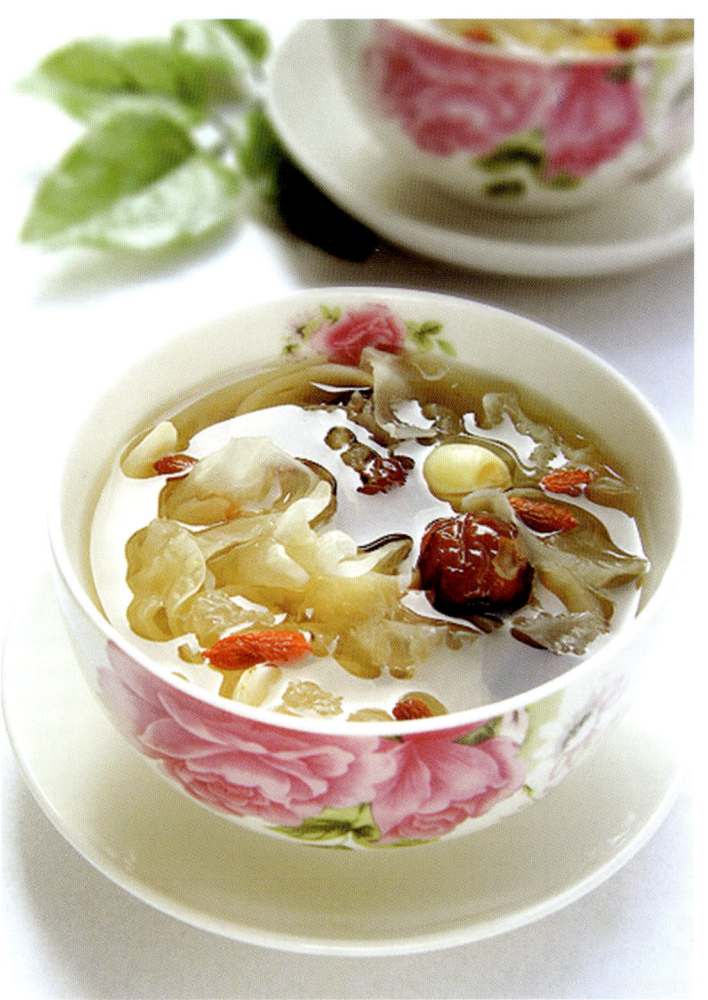

궁귀차

가을에 채취한 천궁과 당귀뿌리를 서늘한 곳에서 말린다. 천궁은 두통을 방지하기 위해 썰어서 물에 담가 휘발성의 지방산을 제거한다.

▶ 약재의 효능

궁귀차는 부인들에게 필요한 차로 산후빈혈 · 하혈 · 산후복통 · 어혈제거를 비롯해 머리와 몸이 무거울 때 복용하면 좋다.

▶ 준비할 재료

천궁 40g · 당귀 40g · 물 종이컵 3컵.

▶ 약차 만드는 방법

1. 재료를 약탕기에 넣고 물을 붓고 끓인다.
2. 끓으면 약한 불에 15분 정도 더 끓인다.
3. ❷의 건더기를 건져내면 완성된다.

▶ 음용하는 방법

끼니 사이에 찻잔 1잔씩 하루에 2회 마시면 된다.

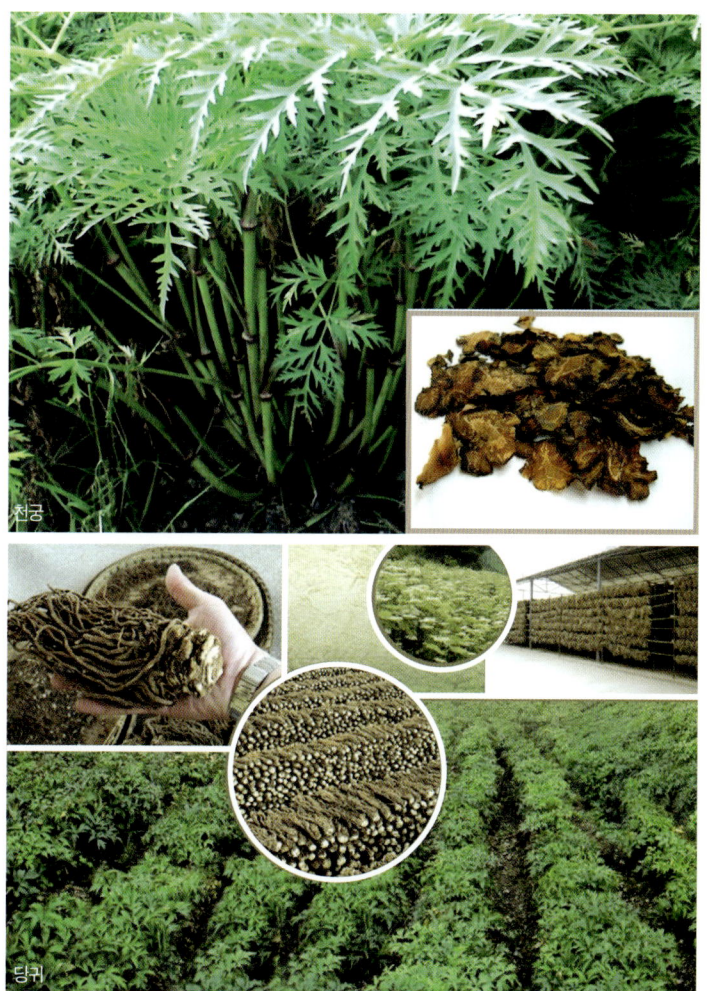

귤차

귤나무는 운향과의 상록성소교목으로 따뜻한 지방에서 많이 서식한다. 말린 껍질은 한약재로 사용된다.

▶ 약재의 효능
귤은 비타민 C가 많고 구연산과 정유레몬이 함유되어 있어 피로를 풀어 주는 데 좋다.

▶ 준비할 재료
귤 10개 · 설탕 1컵 · 물 1컵.

▶ 약차 만드는 방법
1. 냄비에 설탕과 물을 넣어 설탕시럽을 만든다.
2. 귤의 껍질을 벗겨 껍질과 알맹이를 얇게 썬다.
3. ❶과 ❷를 주둥이가 넓은 용기에 눌려 담고 20일 동안 서늘한 곳에 두면 귤청이 만들어진다.
4. 귤청 ❷작은술에 끓는 물을 부어 잘 섞으면 완성된다.

▶ 음용하는 방법
끼니 사이에 찻잔 1잔씩 하루에 2~3회 마시면 된다.

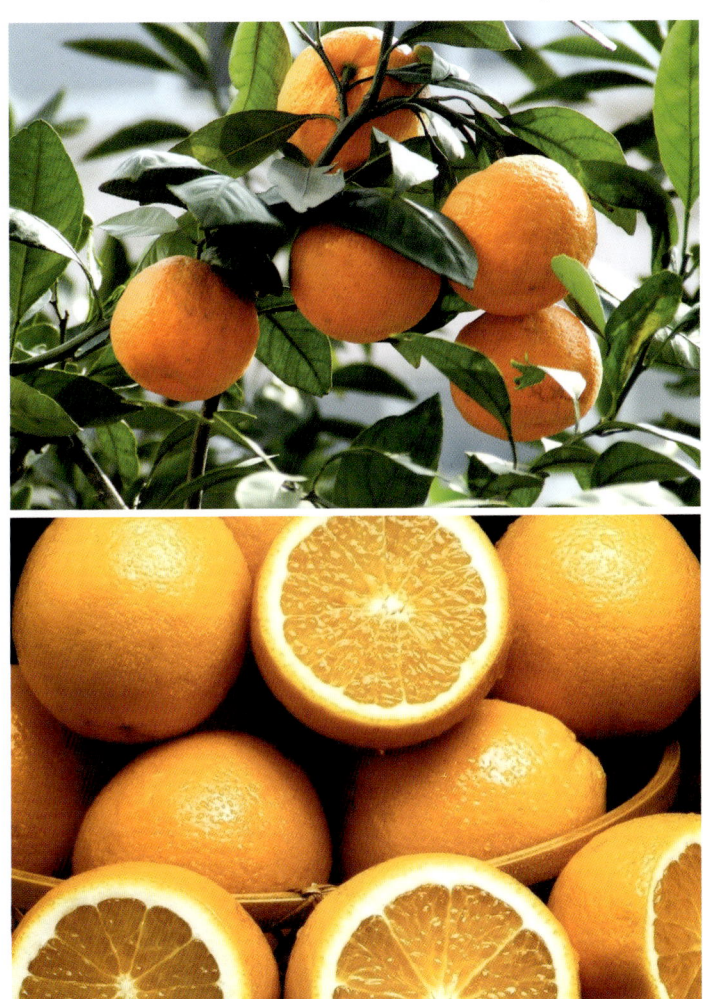

금은화차

금은화는 인동덩굴의 꽃으로 꽃이 처음 필 때는 흰색이었다가 점점 노란색으로 변해 나중에는 흰색과 노란색이 함께 어우러져 있다. 그래서 붙여진 이름이다.

▶ 약재의 효능

소염과 살균작용으로 인후염과 편도염을 비롯해 방광염과 종기질환에도 좋다. 여름철 고열과, 손발경련에도 효과가 뛰어나다.

▶ 준비할 재료

금은화 20g · 물 종이컵 2컵 반.

▶ 약차 만드는 방법

1. 재료를 깨끗이 씻어 물기를 제거한다.
2. ❶을 용기에 넣고 물을 붓고 끓인다.
3. 끓으면 10분 정도 더 끓인다.

▶ 음용하는 방법

끼니 사이에 찻잔 1잔씩 하루에 2~3회 따뜻하게 마시면 된다.

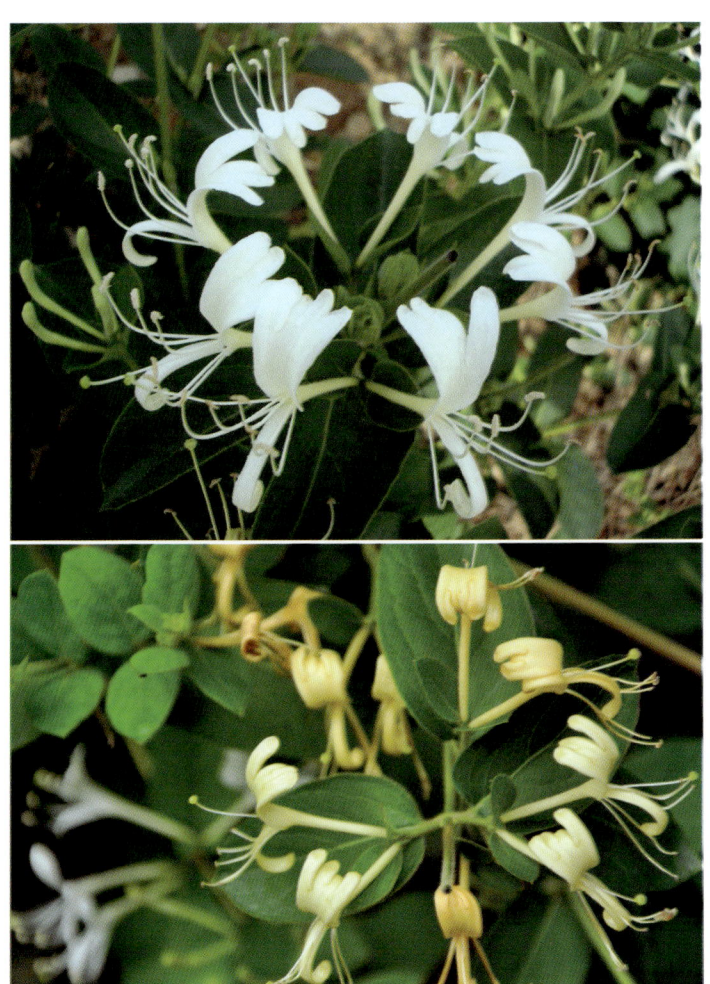

난초차

난초는 향기가 좋은 아름다운 꽃을 피우는데, 난초에는 덴드로빔 성분이 들어 있다. 차로는 꽃봉오리 말린 것을 사용한다.

▶ 약재의 효능

건위 · 소염 · 강장 · 음위 · 도한 · 수종 · 요통 · 건위 · 해열 · 진통 등에 좋다.

▶ 준비할 재료

난 꽃봉오리 1~2개 · 소금 약간 · 끓는 물 종이컵 1컵.

▶ 약차 만드는 방법

1. 난 꽃봉오리를 채취해서 소금물에 3일 정도 담가둔다.
2. ❶에서 건더기를 건져낸 다음 서늘한 곳에서 말린다.
3. ❷를 다관에 넣고 끓는 물을 붓는다.
5. 5~10분 정도 우려내면 완성된다.

▶ 음용하는 방법

끼니 사이에 찻잔 1잔씩 하루에 1~2회 마시면 된다.

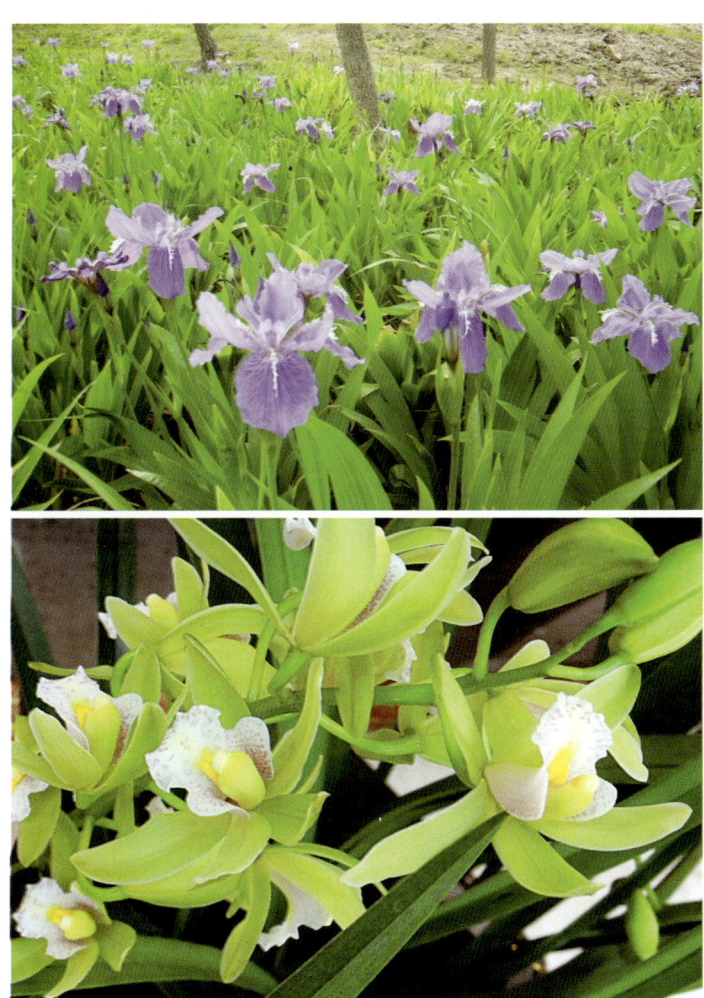

녹차

차나무는 차나뭇과의 상록활엽관목으로 어린잎은 차의 원료이고 열매는 기름을 짠다. 녹차는 차나무의 잎을 쪄서 말린 것이고, 이것을 발효시킨 것이 홍차이다.

▶ 약재의 효능

기침을 해소하고 순환기에 도움을 주며 만성심장질환에 효과가 있다. 특히 당뇨병 · 노화방지 · 숙취제거 · 저혈압 등에 좋다.

▶ 준비할 재료

녹차 1큰술 · 물 종이컵 2컵 반.

▶ 약차 만드는 방법

1. 물을 끓여 약간 식힌다.
2. 찻잔에 녹차를 넣고 1을 부어 우려내면 완성된다.

▶ 음용하는 방법

끼니 사이에 찻잔 1잔씩 하루에 2잔 마시면 된다. 고혈압환자들은 복용하지 말아야 한다.

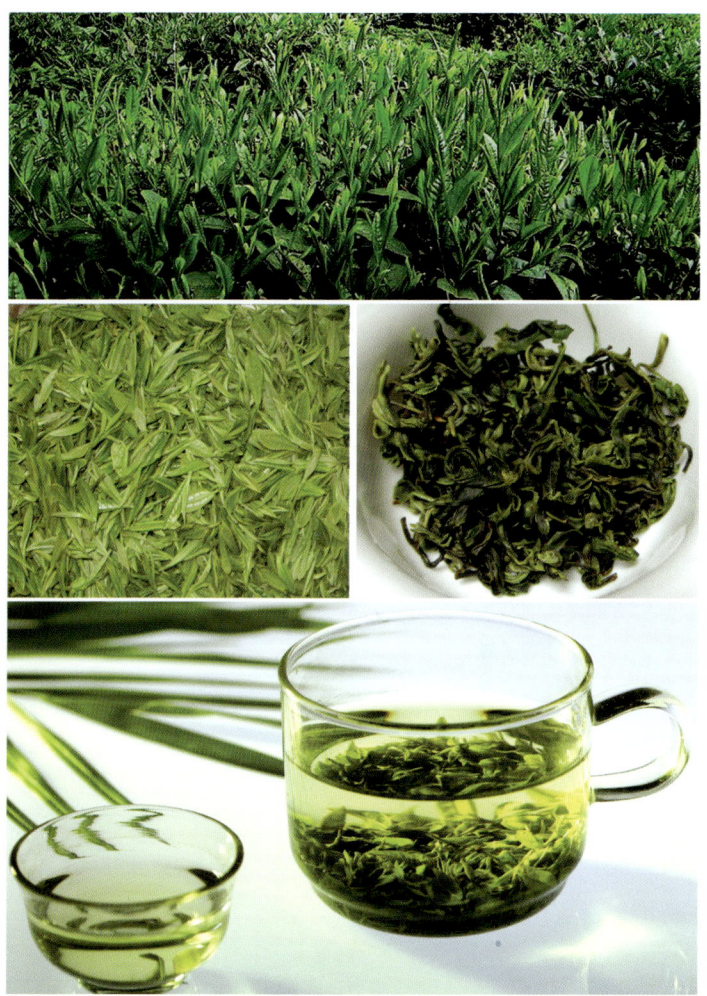

다시마차

다시마는 해조류로서 칼슘·요오드·회분·무기질 등이 풍부한 알칼리성 식품이다.

▶ 약재의 효능

다시마는 혈압을 내려주기 때문에 고혈압예방에 좋다. 또한 신경통·당뇨병·위궤양·노인성질환에도 효능이 있다.

▶ 준비할 재료

다시마 30g · 소금 약간 · 물 종이컵 2컵 반.

▶ 약차 만드는 방법

1. 재료를 깨끗한 수건으로 닦는다.
2. ❶을 적당한 크기로 자른다.
3. 물이 끓으면 불을 끈 다음 2를 넣어 2분 정도 우려낸다.
4. ❸에서 건더기를 건져낸 다음 소금으로 간을 맞추면 완성된다.

▶ 음용하는 방법

끼니 사이에 찻잔 1잔씩 하루에 2~3회 마시면 된다.

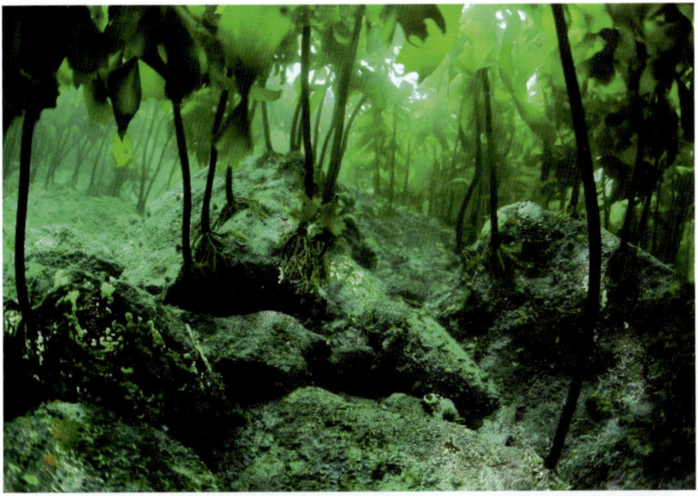

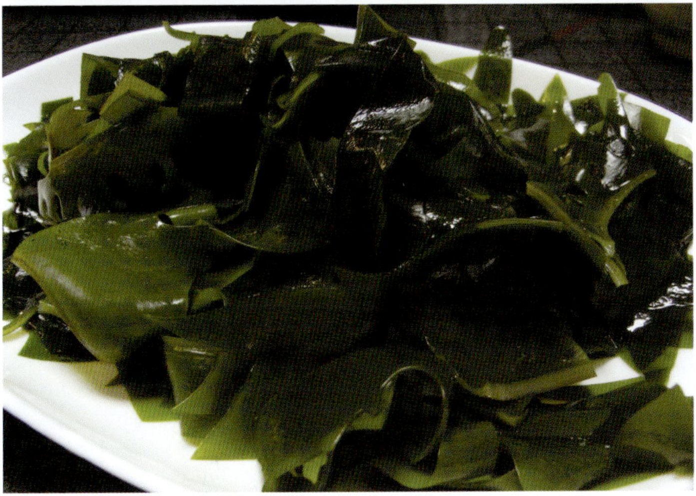

한국의 건강 약차

달개비차

달개비의 정식 명칭은 닭의장풀이다. 닭개비 또는 닭의 밑씻개라고도 불린다. 외떡잎식물의 닭의장풀과에 속하는 1년생 풀이다.

▶ 약재의 효능

전체를 나물로 식용하고 한방에서는 해열 · 해독 · 이뇨 · 당뇨병에 사용된다.

▶ 준비할 재료

닭의장풀 20g · 물 종이컵 3컵 반.

▶ 약차 만드는 방법

1. 준비된 재료를 깨끗이 씻어 물기를 제거한다.
2. ❶을 용기에 넣고 물을 붓고 끓인다.
3. 끓으면 약한 불에 10분 정도 더 끓인다.

▶ 음용하는 방법

끼니 사이에 찻잔 1잔씩 수시로 2개월 동안 마시면 병증이 없어진다.

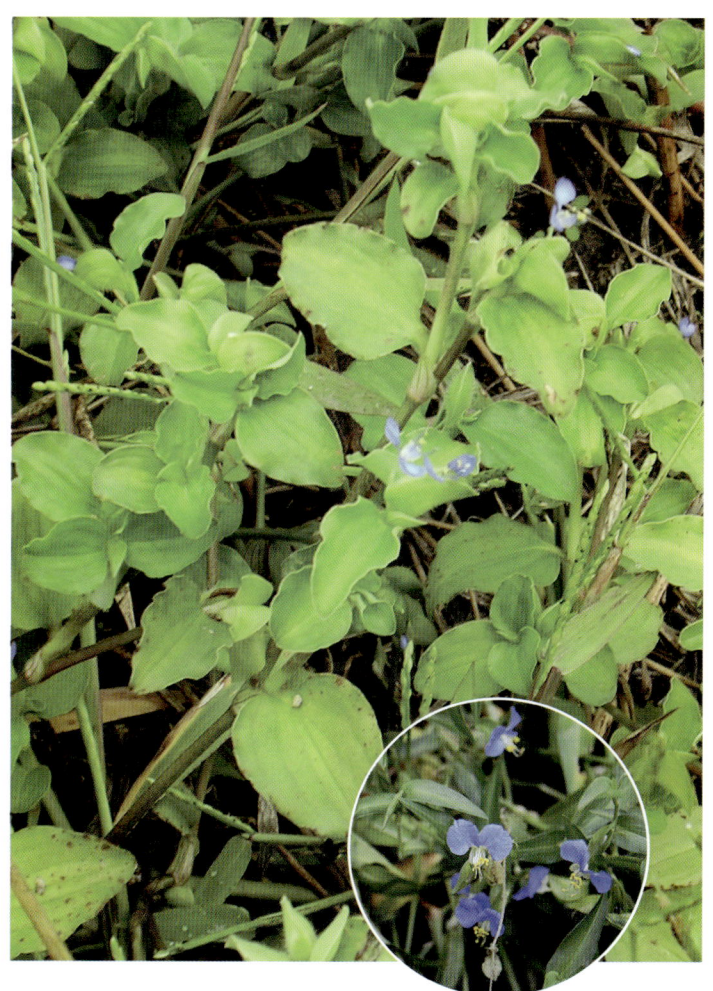

당귀금강차

당귀·금강초·대추·생강·황기·인삼 등을 혼합해서 달인 약차로 향기가 좋고 여성들에게 매우 좋다. 황기 뿌리말린 것은 땀을 멈추게 하고 상처를 치료하며 이뇨제 등으로 사용된다.

▶ 약재의 효능
혈액순환장애·산후풍·구갈·부종 등에 효과가 뛰어나다.

▶ 준비할 재료
당귀 30g·금강초 20g·대추 20g·생강 20g·황기와 인삼 각 20g·물 종이컵 6컵.

▶ 약차 만드는 방법
1. 재료를 잘게 썰어 말린 후, 다관에 넣고 물을 붓고 끓인다.
2. 물이 끓으면 약한 불로 10분 정도 더 끓인다.

▶ 음용하는 방법
끼니 사이에 찻잔 1잔씩 하루 2~3회 마시면 된다. 설사중에는 마시지 말아야 한다.

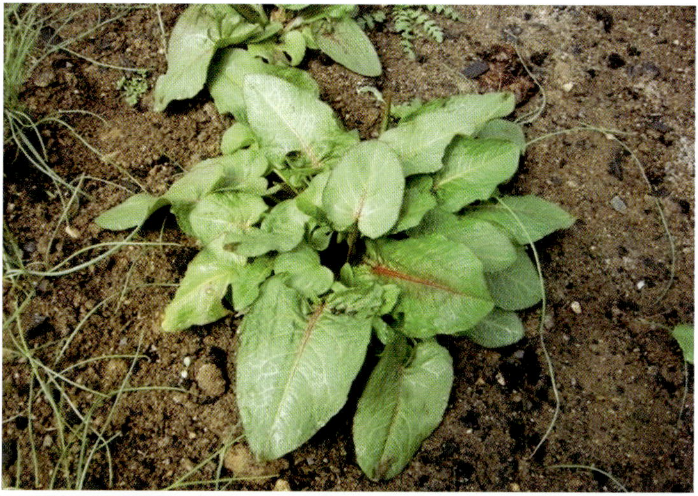

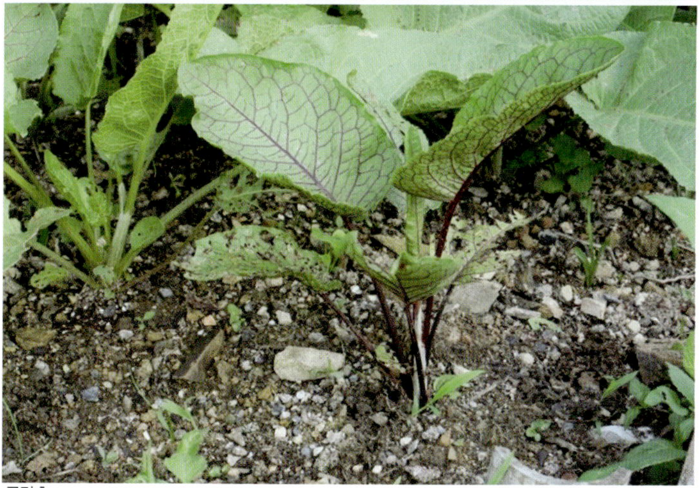

금강초

당귀차

당귀는 미나리과의 다년초로 참당귀와 왜당귀 등의 종류가 있다. 당귀는 여성을 위한 약초로 각종 부인병에 매우 좋고, 예로부터 당귀 삶은 물은 피부를 희게 하는 약재로 사용되었다.

▶ 약재의 효능

여성냉증 · 혈색불량 · 산전산후 회복 · 생리불순 · 자궁발육부진 등에 효과적이다.

▶ 준비할 재료

말린 당귀 10g · 물 종이컵 2컵 반.

▶ 약차 만드는 방법

1. 재료를 깨끗이 씻어 물기를 제거한다.
2. ❶을 다관에 넣어 물을 붓고 끓인다.
3. 끓으면 약한 불에 30분 정도 더 끓인다.

▶ 음용하는 방법

저녁 식후 30분에 찻잔 1잔씩 마시면 된다.

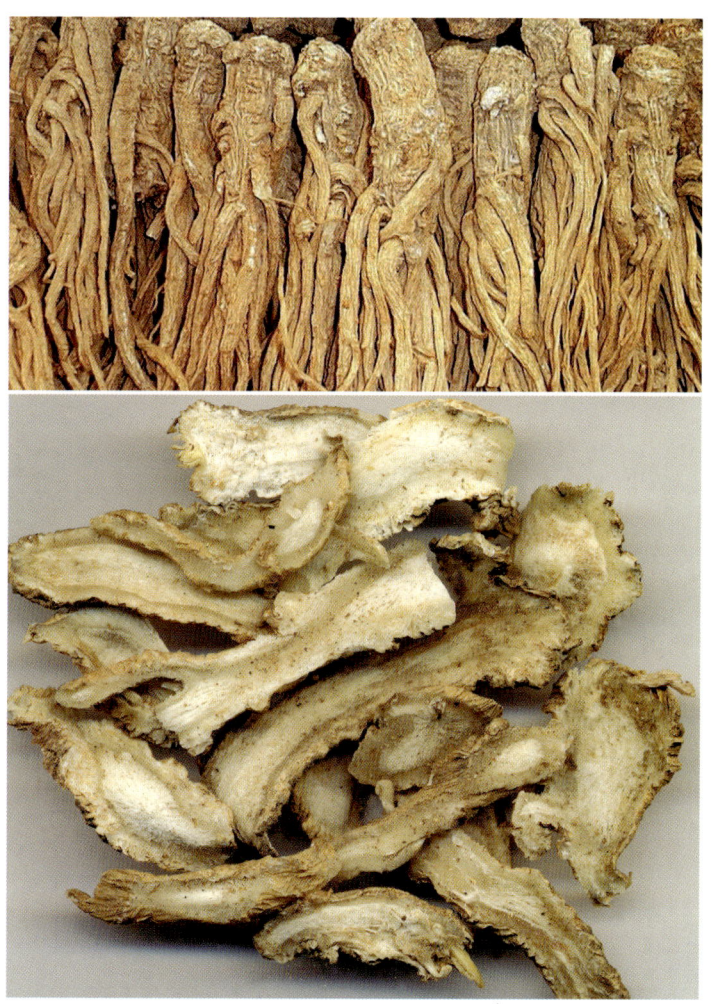

대추차

대추나무는 갈매나무과에 속하는 낙엽교목이며 줄기에 가시가 있지만 오래되면 사라진다. 열매인 대추는 길이가 2.5~3.5㎝ 정도 되는 타원형 핵과로 붉은색으로 익는다. 대추나무의 열매를 색이 붉다고 홍조라고도 한다.

▶ 약재의 효능
대추는 옛날부터 노화방지와 강정 및 강장효과에 활용되어 왔으며 기침·변비·피로회복 등에도 효과가 뛰어나다.

▶ 준비할 재료
말린 대추 20개·물 종이컵 6컵.

▶ 약차 만드는 방법
1. 재료를 다기에 넣고 물을 붓고 끓인다.
2. ❶이 끓으면 약한 불에 40분 정도 더 끓인다.

▶ 음용하는 방법
끼니 사이에 찻잔 1잔씩 하루에 2회 마시면 된다.

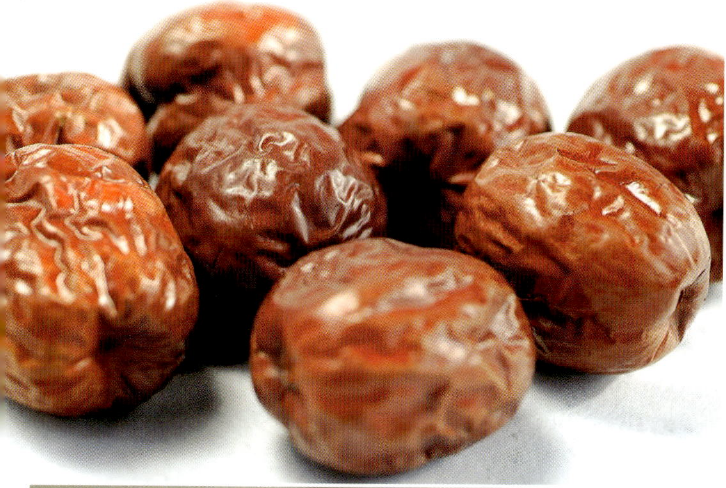

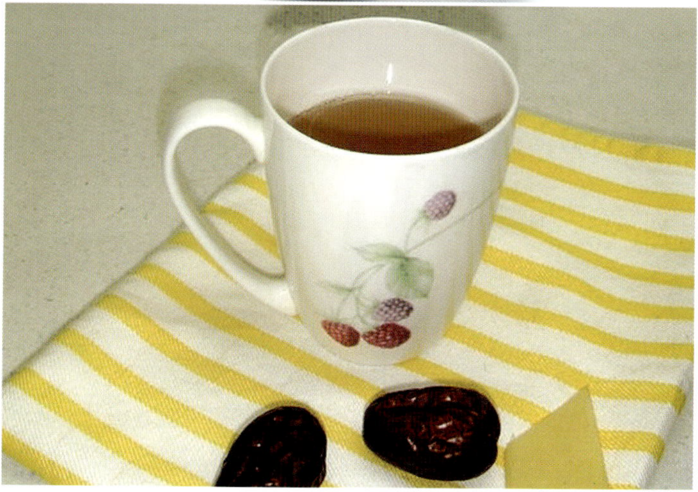

한국의 건강 약차

대파차

대파는 칼슘·염분·비타민 등이 많고 특이한 향이 있으며 생식 또는 요리에 사용된다. 대파의 흰 머리 부분을 총백으로 부르며 한방재로 활용된다.

▶ 약재의 효능
소화불량·갈증·구토·식욕증진·건위·정력증진 등에 효과가 좋다. 민간요법에서는 뿌리와 비늘줄기를 거담제·구충제·이뇨제 등으로 활용하고 있다.

▶ 준비할 재료
대파뿌리와 흰 부분 1개 · 물 종이컵 2컵.

▶ 약차 만드는 방법
1. 재료를 깨끗이 씻어 물기를 제거한다.
2. ❶을 다관에 넣고 물을 붓고 끓인다.
3. ❷가 끓으면 약한 불에 30분 정도 더 끓인다.

▶ 음용하는 방법
끼니 사이에 찻잔 1잔씩 하루에 2회 마시면 된다.

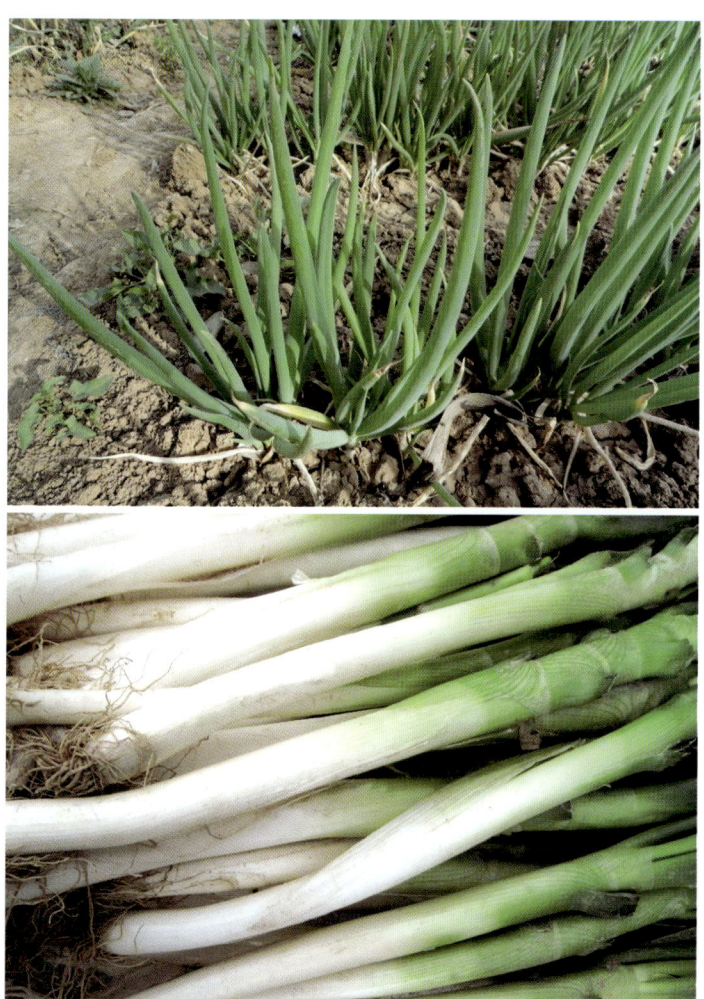

덩굴 돌외차

돌외는 박과의 덩굴성 다년초 식물로 줄기가 다른 식물이나 물체를 감아서 올라간다. 돌외를 남부지방에서는 덩굴이라고 부른다. 돌외의 온포기는 한방에서 약재로 사용한다.

▶ 약재의 효능

강장강정 · 이뇨 · 소염 · 고혈압 · 당뇨 · 위장질환 · 해독 · 거담 · 해수 · 만성기관지염 등에 효과가 있다.

▶ 준비할 재료

덩굴가지 5g · 감초 3쪽 · 물 종이컵 3컵 반.

▶ 약차 만드는 방법

1. 덩굴가지를 5㎝ 크기로 자른 후, 씻어 물기를 제거한다.
2. ❶과 감초를 용기에 넣고 물을 붓고 끓인다.
3. ❷가 끓으면 약한 불에 30분 정도 더 끓인다.

▶ 음용하는 방법

끼니 사이에 찻잔 1잔씩 하루에 3회 마시면 된다.

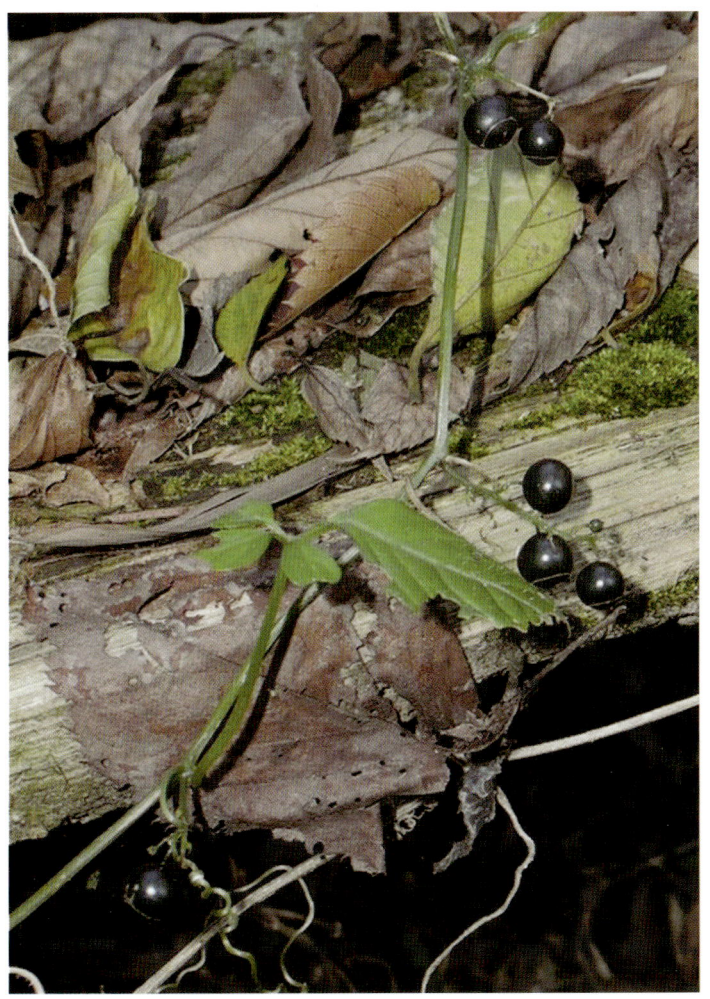

두충차

중국이 원산지로 우리나라에서는 수피를 약으로 쓰기 위해 재배하며 말린 잎과 씨는 한약재로 사용된다. 두충은 두충나무껍질을 말린 것이다.

▶ 약재의 효능

두충은 강장, 신장과 간 기능을 좋게 하고 등과 허리 · 다리통증 · 생식기능증진 · 심장병 · 고혈압 · 간장병 등에 좋다. 또한 대뇌를 다스리고 폐와 음습에 효과가 있다. 민간요법에서는 신경통과 고혈압 등에 잎을 달여서 마신다.

▶ 준비할 재료

두충 20g · 물 종이컵 3컵.

▶ 약차 만드는 방법

1. 재료를 깨끗이 씻어 다관에 넣고 물을 붓고 끓인다.
2. ❶이 끓으면 약한 불에 10분 정도 더 끓인다.

▶ 음용하는 방법

끼니 사이에 찻잔 1잔씩 하루에 2회 마시면 된다.

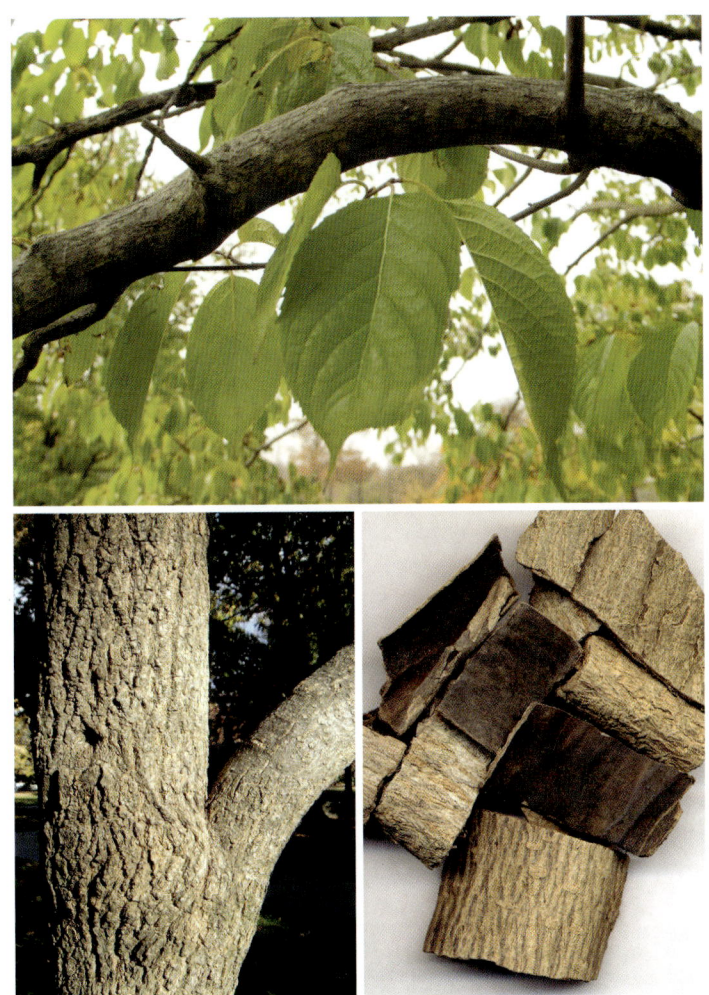

두향차

흰콩과 대추를 혼합해 끓인 약차이다. 여름철 더위를 탈 때 좋다.

▶ 약재의 효능

신체가 허약할 때 원기를 회복시켜주고, 단백질이 많기 때문에 어린이 발육촉진에도 효과가 있다.

▶ 준비할 재료

흰콩 500g · 대추 20개.

▶ 약차 만드는 방법

1. 흰콩을 하루 정도 물에 불린 후 껍질을 벗긴다.
2. ❶을 찜통에 넣고 충분하게 찌고, 서늘한 곳에서 말린 후, 약한 불에 충분히 볶는다.
3. ❷를 가루로 만들고, 대추를 채로 썬다.
4. 콩가루 2큰술을 넣고, 끓는 물을 붓고, 대추채를 띄운다.

▶ 음용하는 방법

끼니 사이에 찻잔 1잔씩 하루에 2회 마시면 된다.

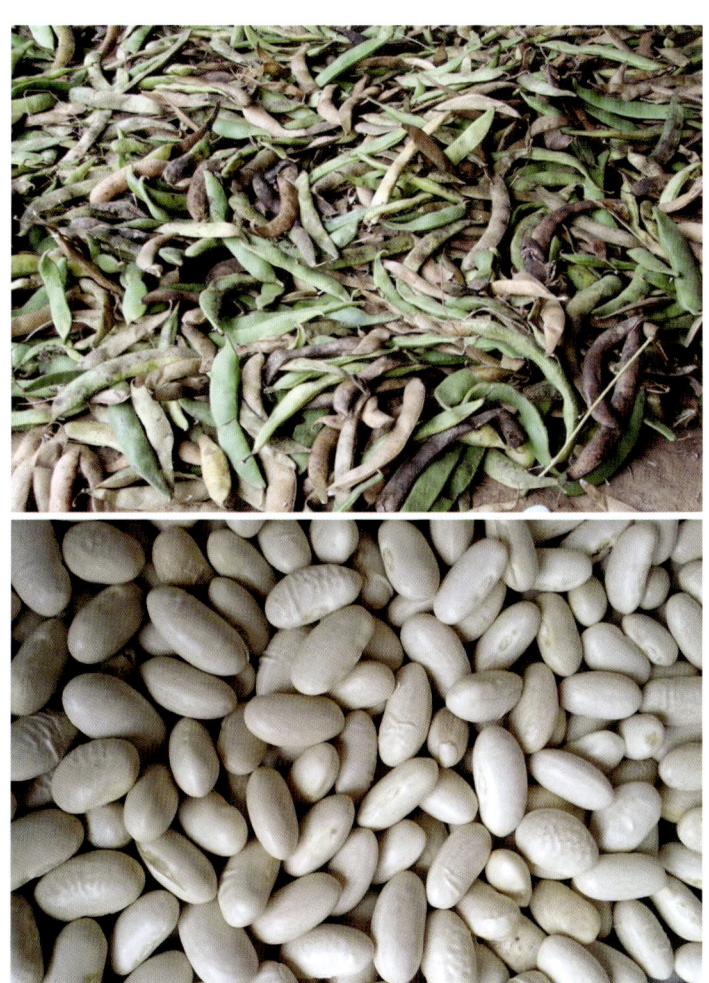

들깨차

들깨나무는 꿀풀과의 한해살이풀로 꽃이 지면 작은 씨가 들어 있는 열매를 맺는다. 잎에서는 독특한 향이 있고 식용으로 사용하며, 씨는 기름을 짜서 요리에 사용한다.

▶ 약재의 효능

성인병을 예방하고 여성피부미용 · 자양강장 · 천식에 탁월한 효과가 있다. 여름 체력회복 · 산후회복 · 변비 · 중풍예방에 효과적이다. 들깨기름은 리놀렌산이 있어 피부미용 · 동맥경화에도 좋다

▶ 준비할 재료

들깨가루 4큰술 · 끓인 물 종이컵 2컵.

▶ 약차 만드는 방법

1. 들깨를 믹스에 넣어 가루로 만든다.
2. ❶을 찻잔에 넣고 끓는 물을 따르면 완성된다.

▶ 음용하는 방법

끼니 사이 찻잔 1잔씩 하루에 2회 마시면 된다.

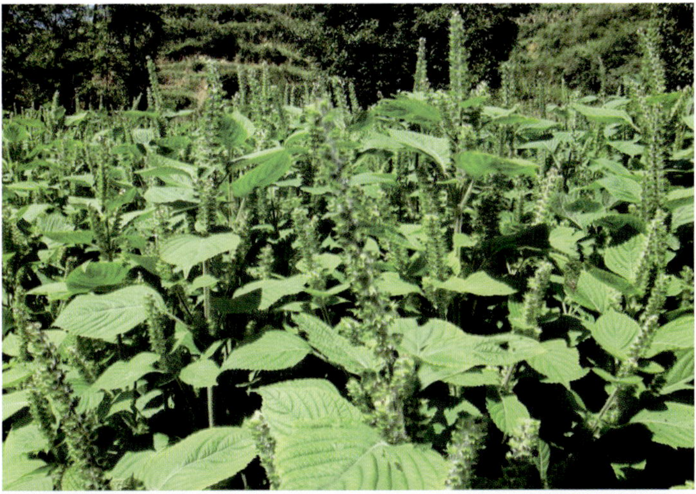

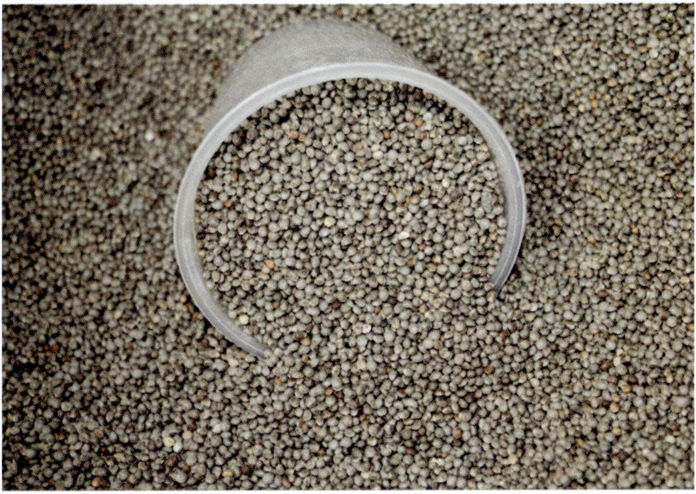

한국의 건강 약차 | 63

마늘차

마늘은 연한 갈색의 비늘줄기가 껍질처럼 싸고 있다. 특이한 향이 있고 말린 비늘줄기를 대산이라고 한다.

▶ 약재의 효능

마늘은 정력에 좋은 식품이고 많은 유효성분이 함유되어 장복하면 잔병을 예방한다. 항암, 오래된 기침 등에도 좋다.

▶ 준비할 재료

마늘 1통 · 물 종이컵 1컵 반.

▶ 약차 만드는 방법

1. 마늘의 껍질을 벗긴다.
2. ❶을 절구에 넣고 찧는다.
3. ❷를 찻잔에 담아 끓는 물을 붓는다.
4. 5분 정도 우려내면 완성된다.

▶ 음용하는 방법

끼니 사이에 찻잔 1잔씩 하루에 1회 마시면 된다. 생김 1장을 씹으면 마늘 냄새가 제거된다.

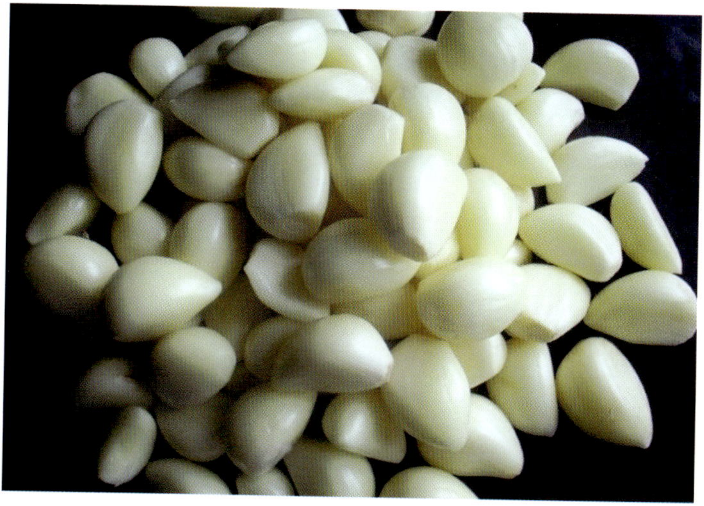

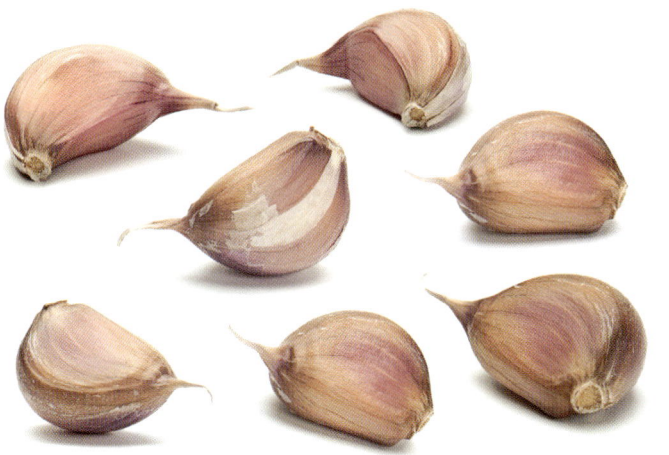

매실차

매실나무는 장미과의 낙엽교목이다. 열매가 매실인데 초록색에서 노란색으로 변한다. 맛이 매우 시다.

▶ 약재의 효능

피로회복·피부미용·숙취해소 등을 비롯해 담석증·통증 완화에 효과가 좋다. 또 헛구역질이나 기침·설사·장염 등에도 효과가 있다.

▶ 준비할 재료

푸른 매실 1kg·설탕 1kg.

▶ 약차 만드는 방법

1. 주둥이가 넓은 유리병에 매실과 설탕을 넣는다.
2. ❷를 밀봉해 서늘한 곳에 보관하면서 침전을 막기 위해 5일 동안 하루에 1번씩 섞어준다.
3. 한 달 후 시럽을 밀봉해 서늘한 곳에서 숙성시킨다.

▶ 음용하는 방법

끼니 사이에 찻잔 1잔씩 하루에 2~3회 마시면 된다.

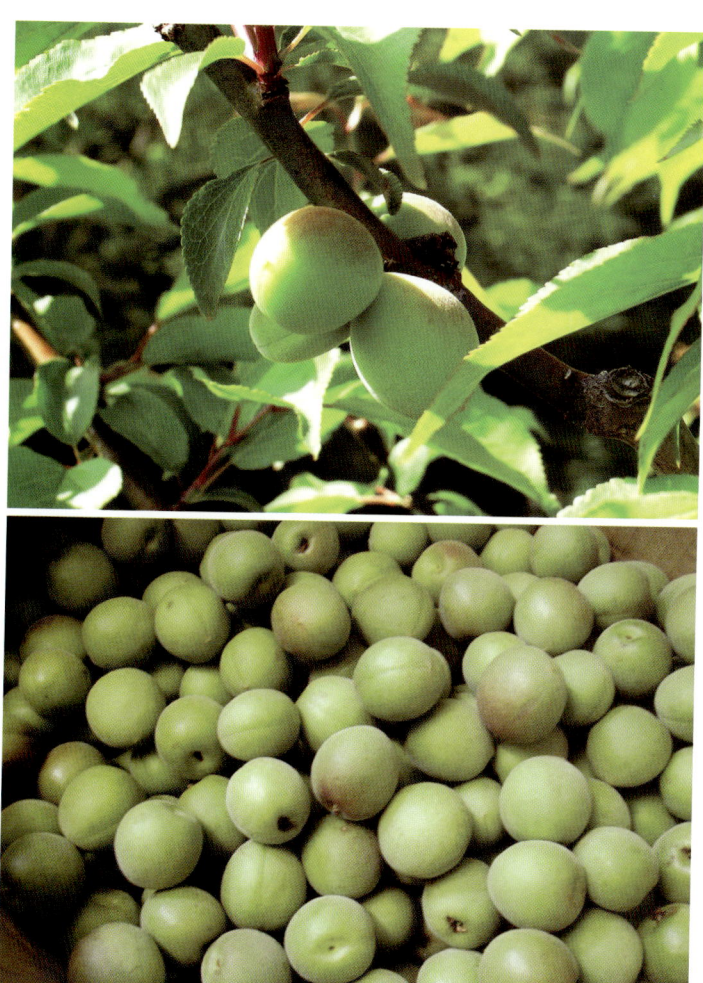

맥문동차

백합과의 다년생초로 굵은 땅속줄기에서 지상으로 잎이 나온다. 열매는 푸른색을 띤 흑색으로 익는다. 맥문동은 봄과 가을에 뿌리를 채취해 껍질을 벗기고 말린 것이다.

▶ 약재의 효능

해열 · 체력강화 · 기침 · 비뇨기관 강화 · 뼈 강화 · 심장보호 · 당뇨 · 비만 등에 좋다.

▶ 준비할 재료

맥문동 50g · 감초 10g · 물 종이컵 5컵 반.

▶ 약차 만드는 방법

1. 맥문동을 깨끗이 씻어 물기를 제거한다.
2. ❶을 다관에 넣고 물을 붓고 끓인다.
3. 끓으면 약한 불에 1시간을 더 끓인다.
4. ❸에서 건더기를 걸러내면 완성된다.

▶ 음용하는 방법

끼니 사이에 찻잔 1잔씩 수시로 마시면 된다.

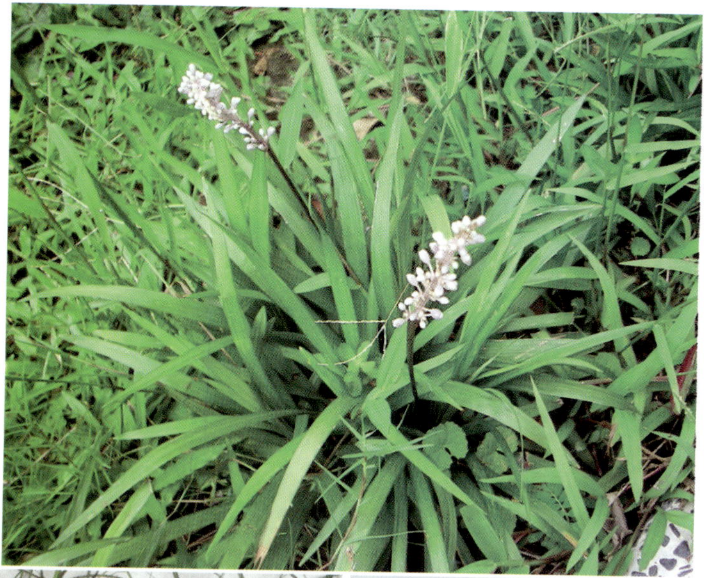

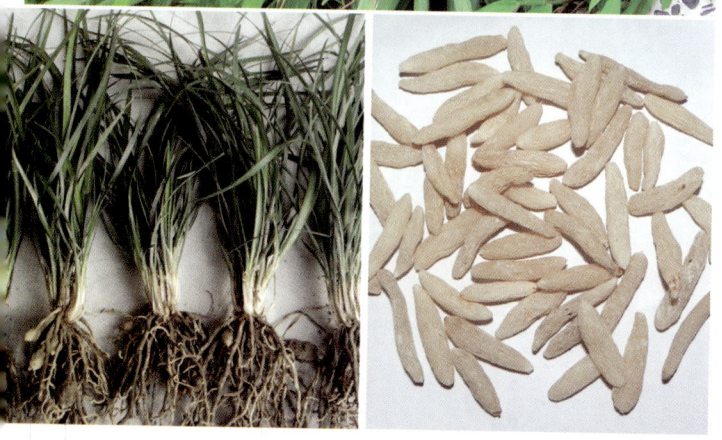

모과차

모과에는 소화효소의 분비를 돕는 성분이 있기 때문에 소화기능에 효과적이다.

▶ 약재의 효능
여름에 더위를 먹어 식욕이 부진할 때, 몸에 원기가 없고 피곤할 때 등 체력을 보충하여 준다.

▶ 준비할 재료
모과 3개 · 설탕 500g.

▶ 약차 만드는 방법
1. 재료를 자른 다음 씨를 제거하고 2㎜ 두께로 썬다.
2. ❶을 용기에 한 겹 깔고 설탕 뿌리기를 반복해서 쌓는다.
3. ❷를 10일 이상 서늘한 곳에 두면 모과청이 된다.
4. ❸을 찻잔에 적당량 넣고 끓인 물을 붓고 저으면 완성된다.

▶ 음용하는 방법
끼니 사이에 찻잔 1잔씩 마신다. 지나친 복용은 뼈를 약하게 하고, 피부가 오므라들기 때문에 삼가야 한다.

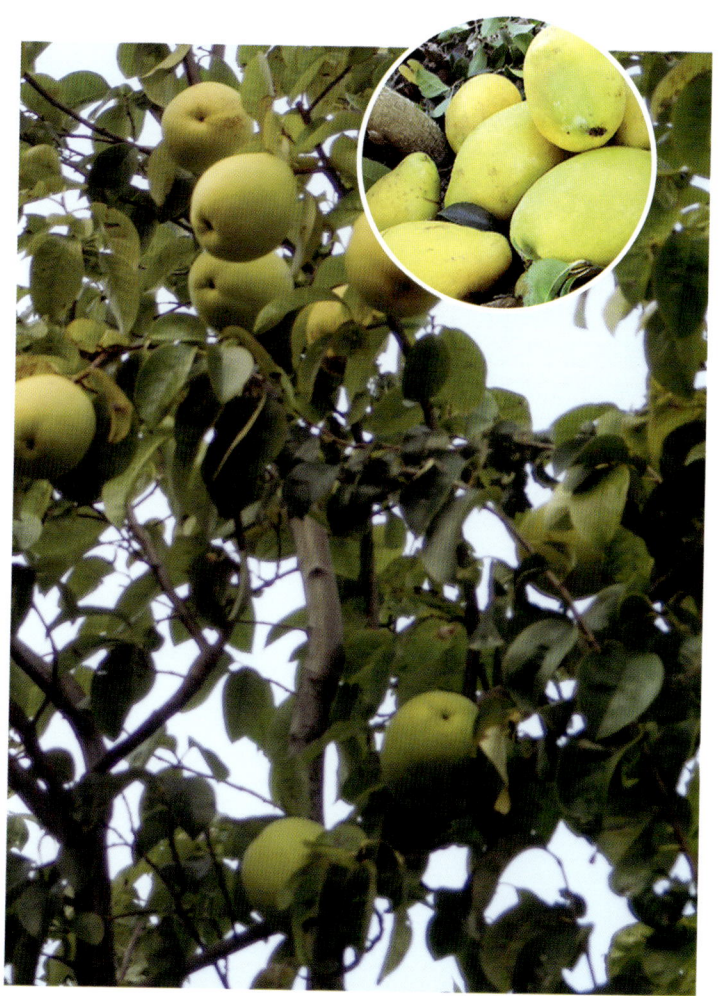

목통 으름잎 차

덩굴성 낙엽관목으로 어린줄기는 녹색이며 다른 나무에 엉겨 붙으면서 자란다. 4월에 암자색 꽃이 피고 10월에 성숙한 열매는 보라색이며, 세로로 갈라져 흰 속살이 보인다.

▶ 약재의 효능

이뇨작용 · 저혈압 · 위액억제 · 부스럼 · 강심작용 · 염증 · 산후부종 · 월경불순 · 모유부족 · 항암작용 · 요로결석 · 요도염 · 방광염 · 다이어트 등에 효과적이다.

▶ 준비할 재료

목통 10g · 물 종이컵 3컵.

▶ 약차 만드는 방법

1. 재료를 깨끗이 씻어 물기를 제거한다.
2. ❶을 용기에 넣고 물을 붓고 끓인다.
3. 물이 끓으면 약한 불에 7분 정도 더 끓인다.

▶ 음용하는 방법

끼니 사이에 찻잔 1잔씩 수시로 마시면 된다.

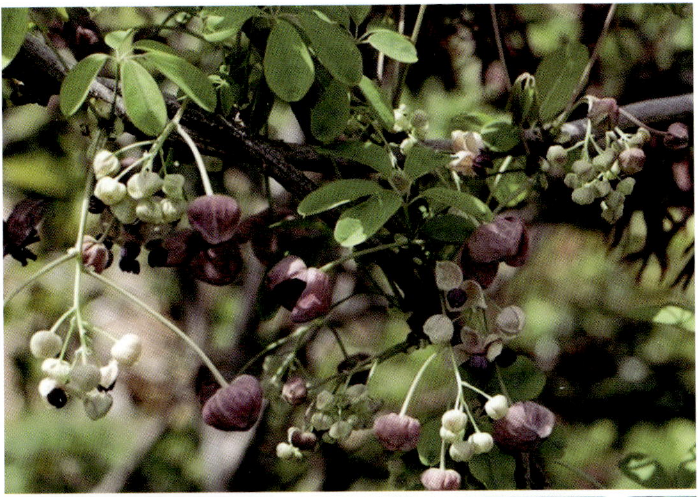

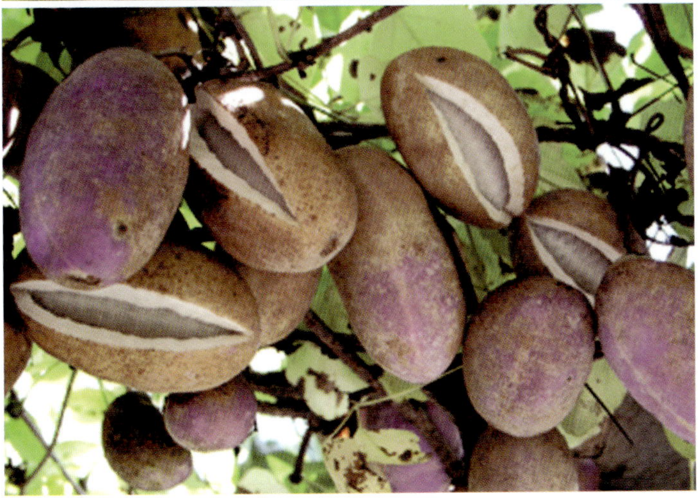

한국의 건강 약차 | 73

무잎차

원주형 뿌리의 윗부분이 줄기라는 말이 있지만, 분명하지 않다. 뿌리, 잎에는 털이 있다. 꽃줄기는 길이 1m 정도 자라고 꽃은 4~5월에 연한 자주색 혹은 백색 꽃이 핀다. 말린 무잎을 시래기라고 하는데, 이것을 차로 복용한다.

▶ 약재의 효능

위장이 약해서 나타나는 배탈이나 설사 · 소화불량 · 변비 등에 매우 좋다.

▶ 준비할 재료

말린 무잎 50g · 물 종이컵 3컵.

▶ 약차 만드는 방법

1. 말린 무잎을 물에 20분 정도 담갔다가 물을 붓고 끓인다.
2. 물이 끓으면 약한 불에 40분 정도 더 끓인다.

▶ 음용하는 방법

끼니 사이에 찻잔 1잔씩 수시로 마시면 된다.

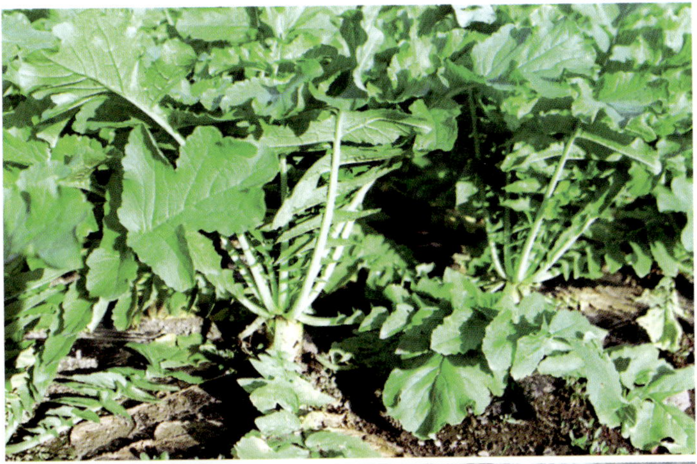

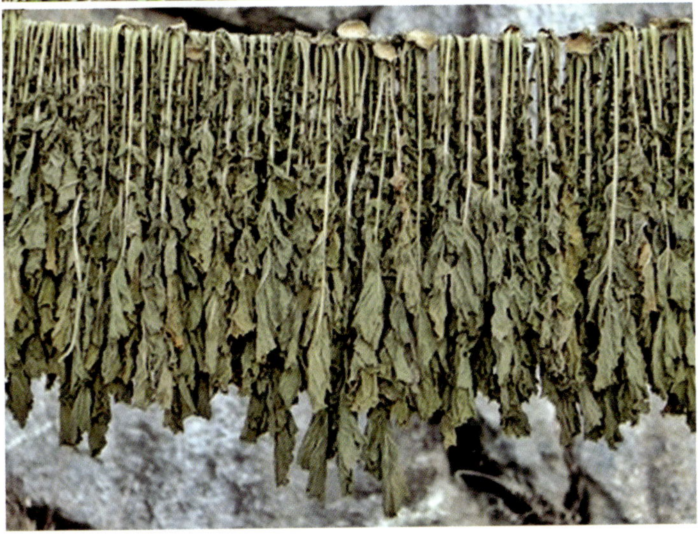

한국의 건강 약차 | 75

미삼차

인삼의 잔뿌리를 미삼이라고 한다. 허약체질을 개선하고 강장과 강정효과에 최고이며, 여름철 더위를 타거나 더위에 약한 사람들에게 좋다. 또한 강한 조혈기능으로 적혈구와 혈색소 · 백혈구를 증산시킨다.

▶ 약재의 효능

식욕부진 · 소화불량 · 설사 · 만성위염 · 구토 · 위장보호 · 피로회복 · 가슴 두근거림 · 건망증 · 불면증 등에 효과가 많다.

▶ 준비할 재료

미삼 80g · 대추 10개 · 황율 4개 · 좁쌀 1/4컵 · 물 종이컵 5컵 반.

▶ 약차 만드는 방법

1. 재료를 다관에 넣고 물을 붓고 끓인다.
2. 물이 끓으면 약한 불에 40분 정도 더 끓인다.

▶ 음용하는 방법

끼니 사이에 찻잔 1잔씩 수시로 마시면 된다.

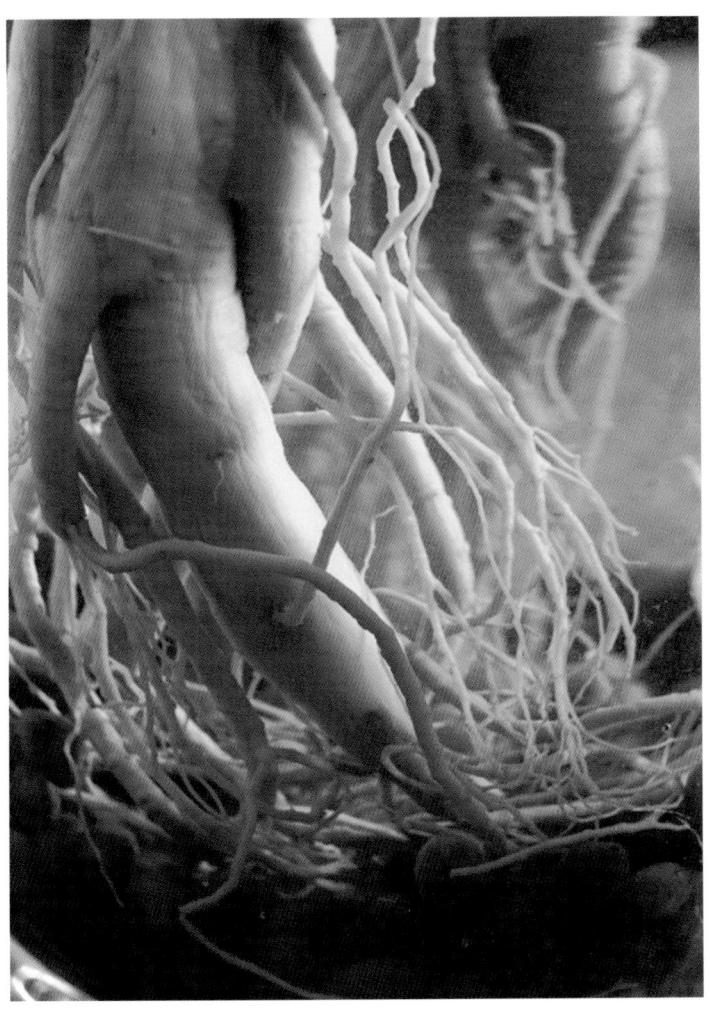

백엽차

잣나무는 소나뭇과의 상록교목으로 높이가 10~30m나 되고 나무껍질은 잿빛 갈색이며, 껍질이 얇게 조각으로 떨어진다. 다섯 개의 잎은 바늘 모양이다. 5월경 암수 한 그루에 연두색 단성화가 피고 열매는 타원형인데, 이것이 잣이다. 한방에서 잣나무 잎을 백엽으로 부르고 있다.

▶약재의 효능
소화기를 튼튼하게 해 주고, 어린이 설사와 이질에도 특효다. 또한 동맥경화 · 고혈압 · 중풍 · 신경통 등을 예방한다.

▶준비할 재료
잣 잎 50g · 물 300㎖.

▶약차 만드는 방법
1. 재료를 다관에 넣고 끓인다.
2. 끓으면 약한 불에 10분 정도 더 끓인다.

▶음용하는 방법
끼니 사이에 찻잔 1잔씩 하루에 3회 마시면 된다.

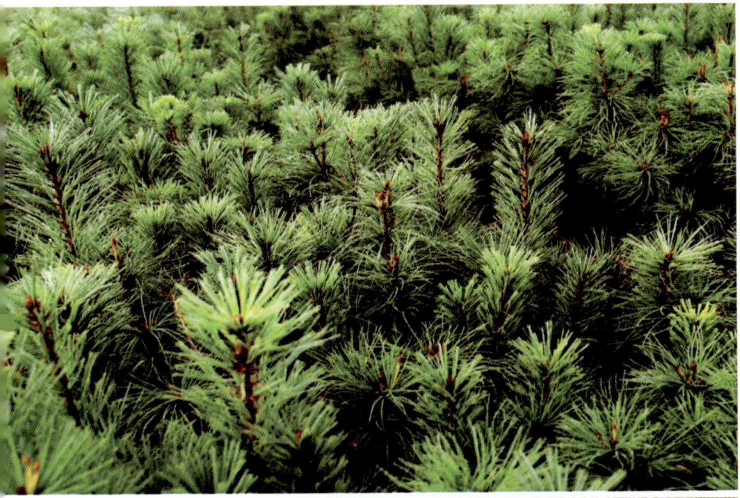

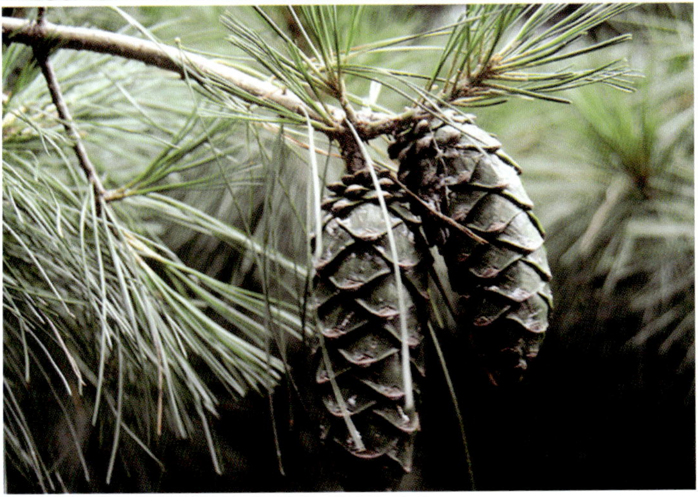

백작약감초차

백작약은 작약과의 다년생초인 산작약의 뿌리를 말한다. 이 약차는 백작약과 감초를 혼합해 달인 것이다. 여름철에 더위를 먹거나 입맛이 달아났을 때, 속이 더부룩하면서 소화가 잘 되지 않을 때 매우 좋다.

▶ 약재의 효능

통증 · 식은땀 · 손발 경련 · 생리통 · 천식 · 신장결석 · 치질 · 안색이 누럴 때 효과가 있다.

▶ 준비할 재료

말린 백작약 50g · 감초 25g · 물 종이컵 3컵.

▶ 약차 만드는 방법

1. 재료를 다관에 넣고 끓인다.
2. 끓기 시작하면 약한 불에 30분 정도 더 끓인다.

▶ 음용하는 방법

끼니 사이에 찻잔 1잔씩 하루에 2회 마시면 된다.

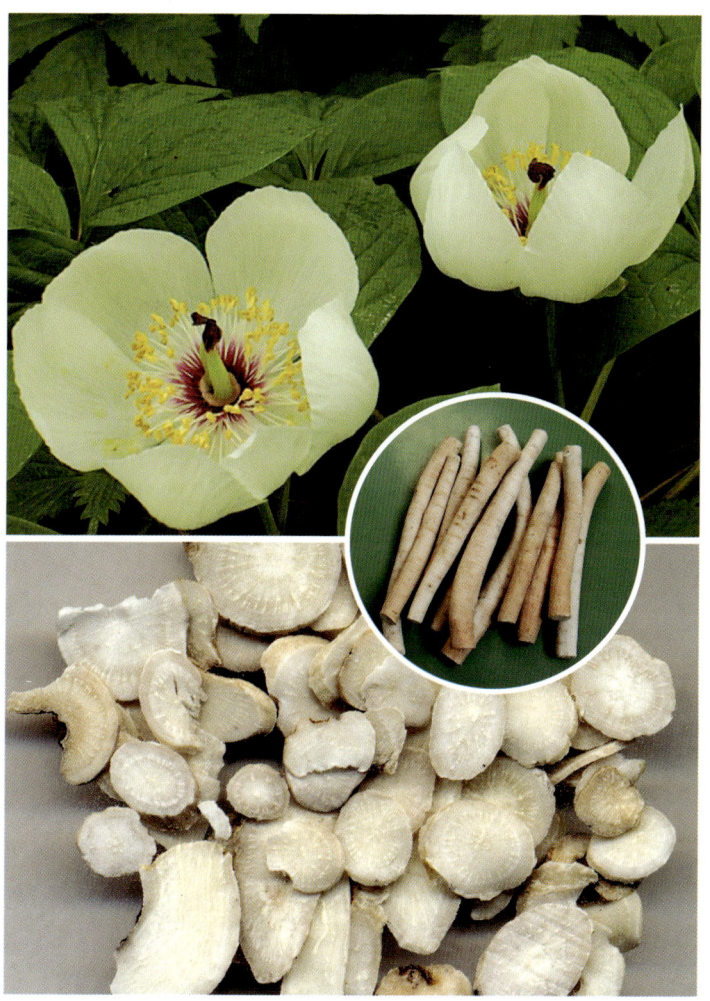

한국의 건강 약차 | 81

백합차

백합과의 다년생초로 키가 1m 이상이고, 땅 속에는 둥근 비늘줄기가 있으며 줄기는 곧게 선다. 차로는 백합꽃 인편을 말린 것을 사용한다.

▶ 약재의 효능

심장이나 폐의 허한 열을 강하시키고 기침을 멈추게 하기 때문에 결핵이나 장기성 만성기관지염에 의한 기침에 효과가 좋다.

▶ 준비할 재료

백합 30g · 물 종이컵 3컵.

▶ 약차 만드는 방법

1. 준비한 재료를 다관에 넣고 물을 붓고 끓인다.
2. 물이 끓으면 10분 정도 더 끓이면 된다.

▶ 음용하는 방법

끼니 사이에 찻잔 1잔씩 하루에 3~5회에 마신다. 성질이 차기 때문에 설사가 잦을 때는 좋지 않다.

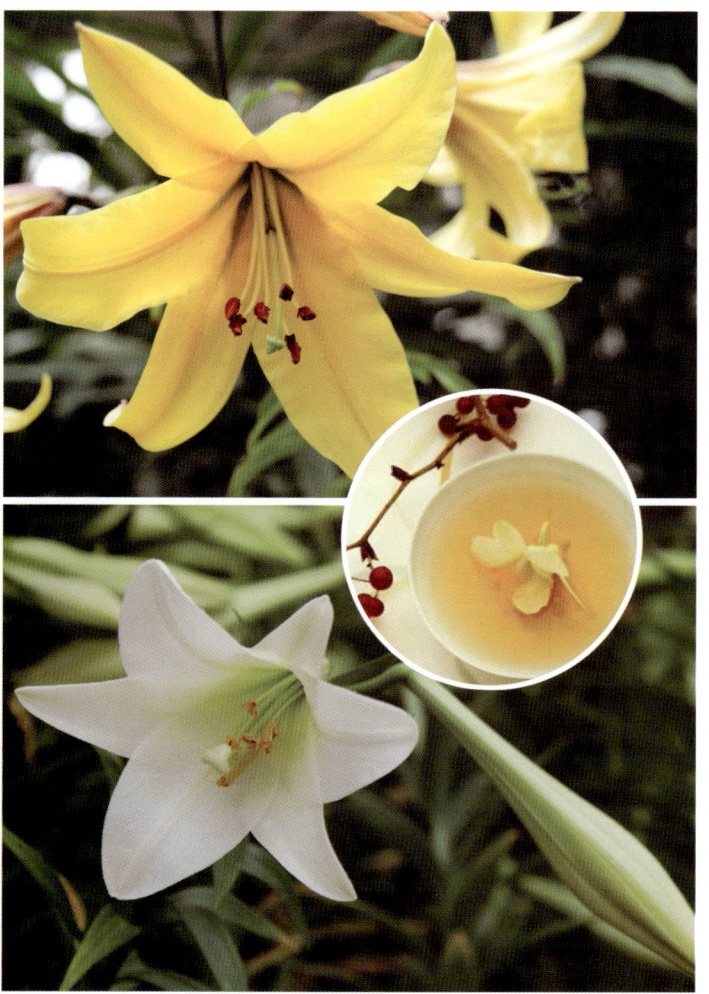

백자인차

백자인은 측백나무 열매다. 측백나무는 키가 25m까지 자라고, 꽃은 4월에 암수 꽃이 같은 가지 끝에서 피어난다. 씨는 조각마다 2~3개 들어 있다.

▶ 약재의 효능
가슴 두근거림 · 불면 · 갈증 · 탈모 예방 · 정신안정 · 관절염 · 풍습제거 등을 비롯해 밤에 잠을 이루지 못할 때 좋다.

▶ 준비할 재료
백자인 30g · 물 종이컵 2컵.

▶ 약차 만드는 방법
1. 재료를 프라이팬에 살짝 볶은 후, 다관에 넣고 끓인다.
2. 끓으면 약한 불에 20분 정도 더 끓인다.

▶ 음용하는 방법
끼니 사이에 찻잔 1잔씩 하루에 3~5회 마신다. 장이 약해서 변이 묽거나 설사가 있으면 마시지 말아야 한다.

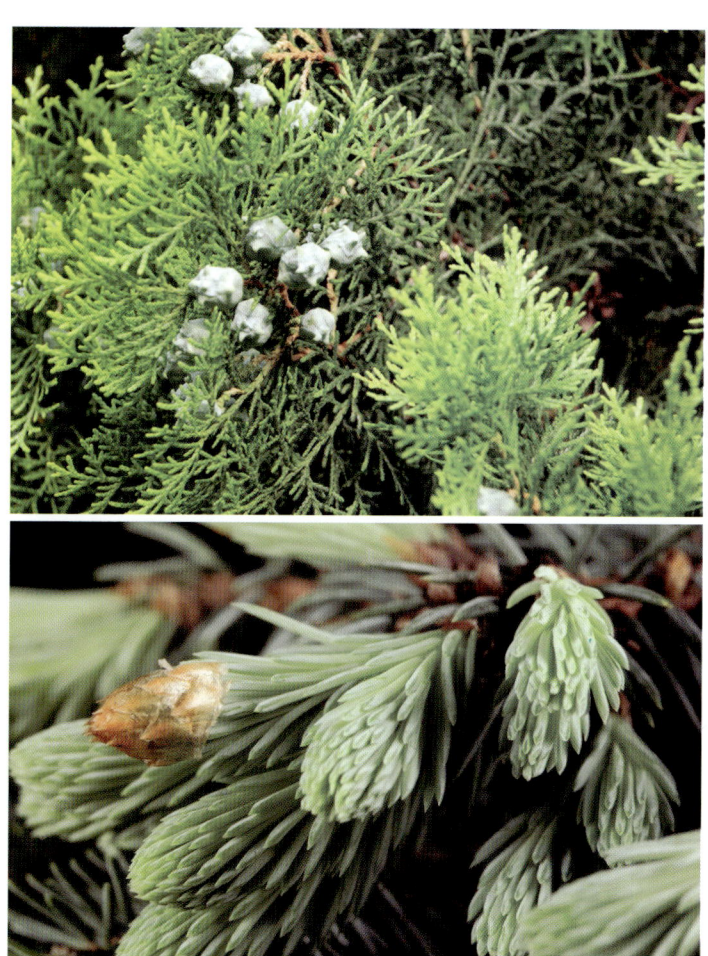

방풍차

방풍은 갯기름나물의 뿌리를 말하는데, 갯기름나물은 미나리과의 여러해살이풀로 중부 이남에 분포한다. 키가 60~100㎝이고 줄기는 곧게 서며 잎이 어긋나게 돋는다. 어린잎은 식용하며 바닷가나 냇가에서 자란다.

▶ 약재의 효능
다이어트 · 군살 제거 · 이뇨 · 심신 안정 · 감기 · 두통 · 시력 장애 · 뼈의 통증 · 경련 · 코막힘 등에 효과가 있다.

▶ 준비할 재료
방풍 40g · 물 종이컵 4컵.

▶ 약차 만드는 방법
1. 재료를 다관에 넣고 끓인다.
2. 끓으면 약한 불에 20분 정도 더 끓인다.

▶ 음용하는 방법
아침에는 공복, 저녁에는 식후에 찻잔 1잔씩 3~4회에 나눠서 마시면 된다.

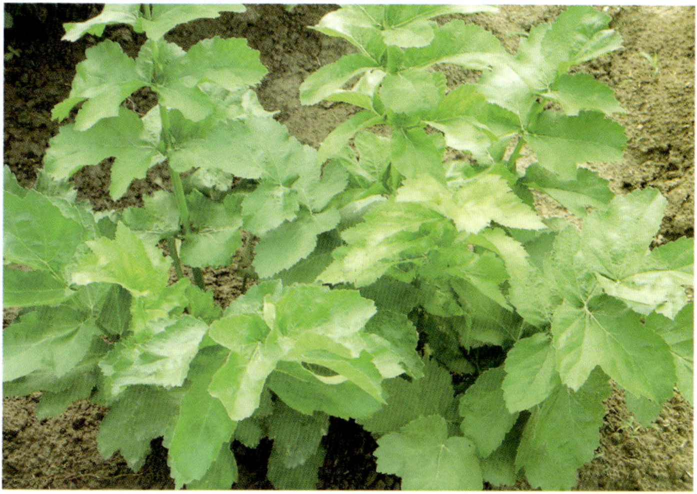

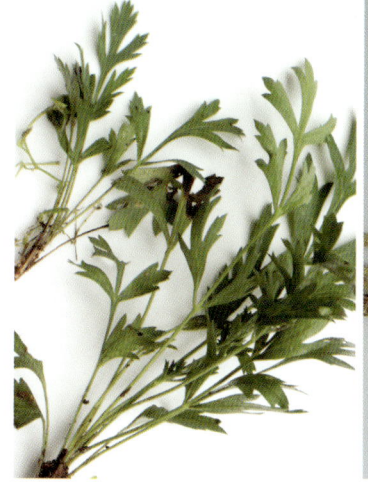
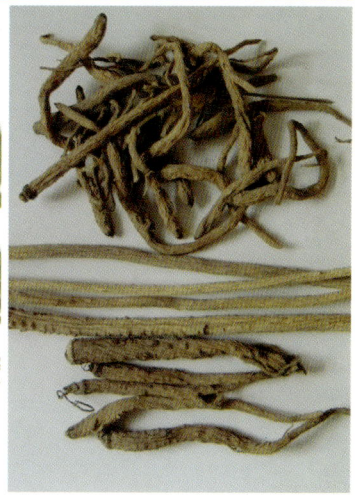

박하차

박하나무는 꿀풀과의 여러해살이풀로 키가 60㎝ 정도로 줄기가 네모지며 털이 있다. 잎의 가장자리에 톱니가 있고 7~8월에 엷은 보라색 꽃이 핀다. 한방에서는 잎을 말려 약재로 쓰는데, 잎에는 멘톨이란 독특한 향이 있어 치약·향료·과자·음료수 등에 사용된다.

▶ 약재의 효능

목의 부기·코막힘·감기예방·과민성 장중후군·메스꺼움·설사·두통·시력강화 등에 효과가 있다.

▶ 준비할 재료

말린 박하잎 4g·끓는 물 종이컵 2컵.

▶ 약차 만드는 방법

1. 찻잔에 박하잎을 넣는다.
2. ❶에 끓는 물을 붓고 5분 정도 우려낸다.

▶ 음용하는 방법

끼니 사이에 찻잔 1잔씩 수시로 마시면 된다.

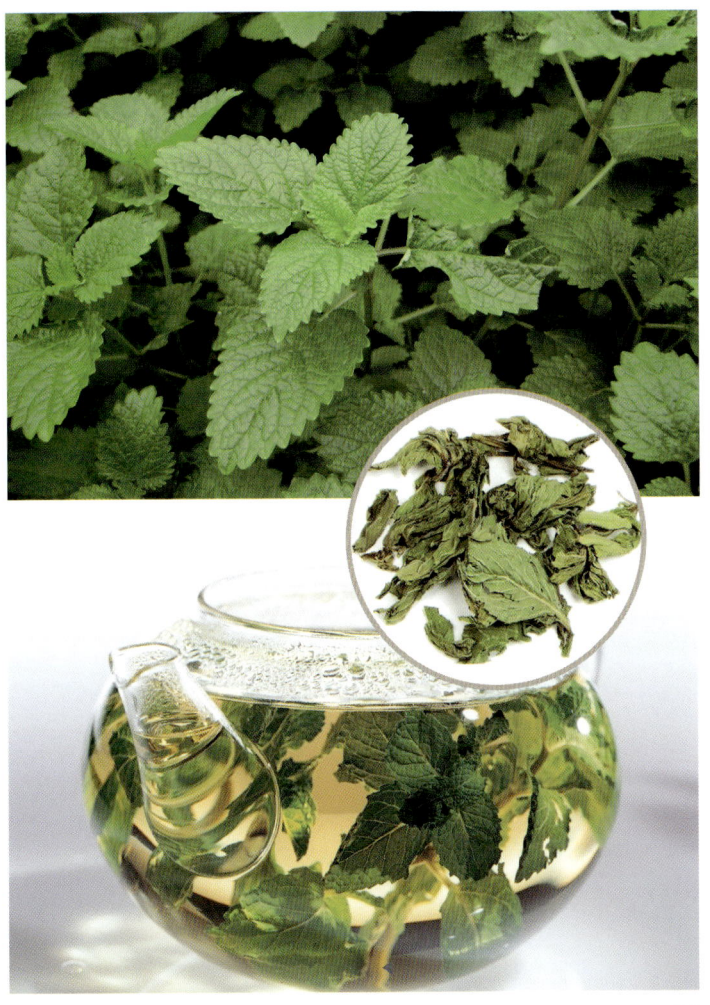

벌꿀차

꿀에는 토종꿀과 양봉꿀이 있는데, 토종꿀은 가을에 한 번만 채취하며 꿀 종류 역시 한 가지밖에 없다. 양봉은 수시로 꿀을 채취하는데, 종류도 아카시아꿀 · 싸리꿀 · 밤꿀 · 메밀꿀 · 잡꿀 등 다양하다.

▶ 약재의 효능
냉증완화 · 면역력강화 · 변비 치료 · 위장 강화 · 숙취 해독 · 피부미용 등을 비롯해 만성천식 · 마른기침 · 인후염 · 이질 · 구강염 · 산후갈증에도 좋다.

▶ 준비할 재료
꿀 1큰술 · 끓는 물 종이컵 1컵.

▶ 약차 만드는 방법
1. 꿀을 찻잔에 넣고, 끓는 물을 붓는다.
2. 5분 정도 기다리면 된다.

▶ 음용하는 방법
끼니 사이에 찻잔 1잔씩 수시로 마신다.

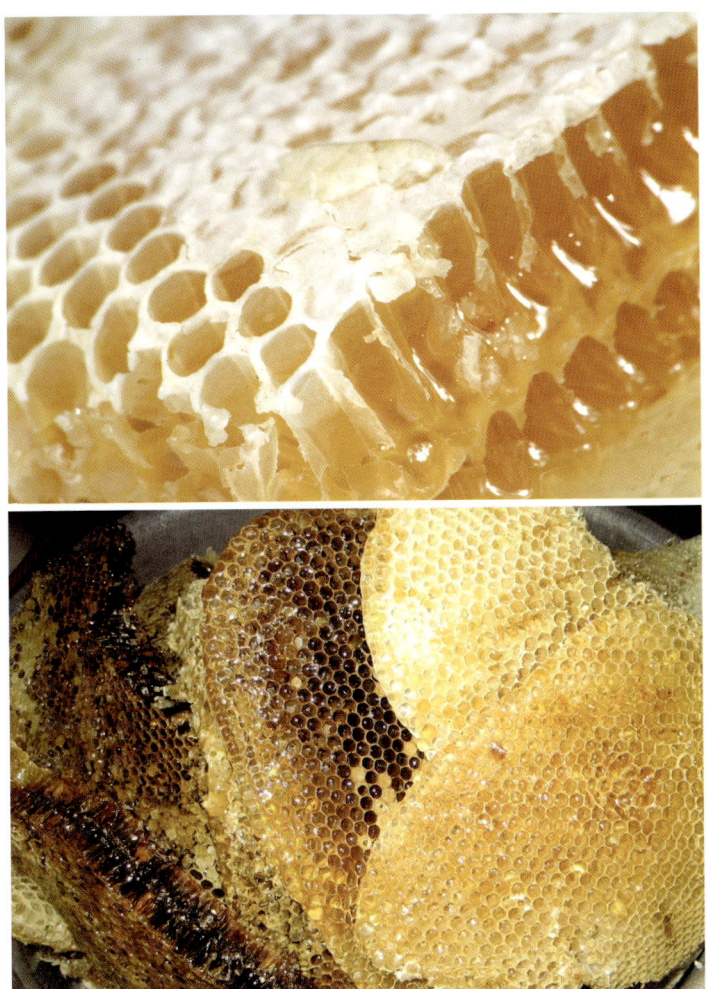

벚꽃차

벚꽃나무는 장미과의 낙엽활엽교목이다. 키가 20m 정도이고 잎은 어긋나며 끝이 뾰족하면서 톱니가 있다. 봄에 엷은 붉은색 꽃이 잎보다 먼저 산형꽃차례로 핀다. 열매는 식용하고 나무껍질은 약용으로 사용된다.

▶ 약재의 효능
숙취 · 식중독 · 당뇨 · 무좀 · 습진 · 기침 등에 효과가 있다.

▶ 준비할 재료
꼭지가 붙은 벚꽃 100g · 소금물 종이컵 1컵.

▶ 약차 만드는 방법
1. 재료를 10% 소금물에 넣어 3분 정도 숙성시킨다.
2. ❶이 완성되면 용기에 넣고 식초를 약간 넣는다.
3. ❷에서 벚꽃 1~2개를 건져 찻잔에 담는다.
4. 끓인 물을 부어 1분 후에 마시면 된다.

▶ 음용하는 방법
끼니 사이에 찻잔 1잔씩 하루에 2~3회 마시면 된다.

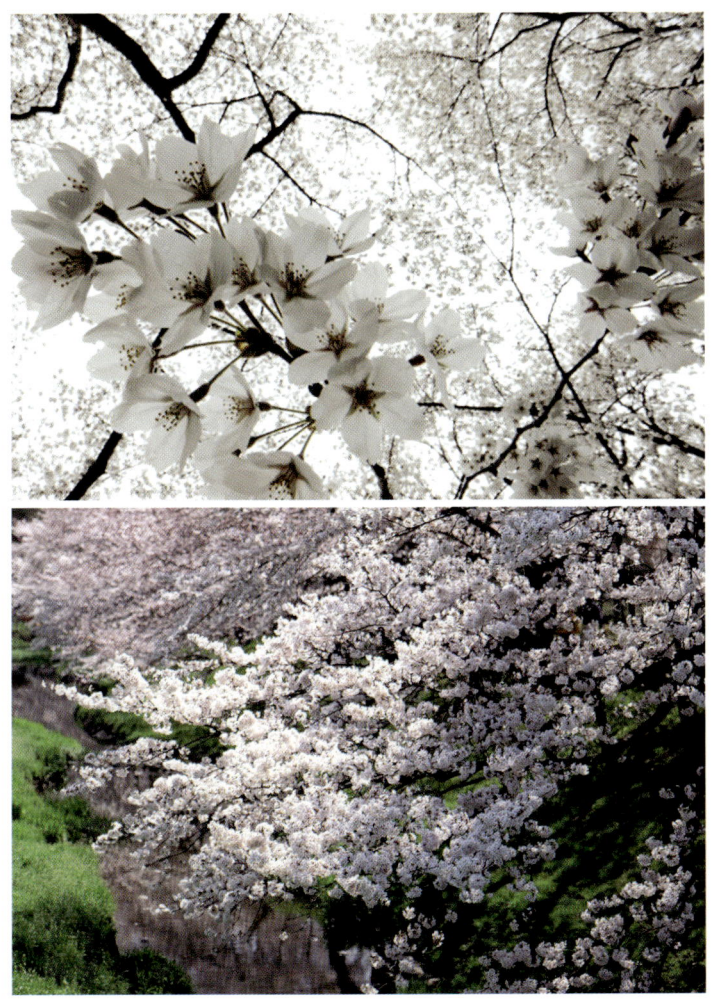

보리차

보리는 높이가 1m 정도고 원줄기로 둥글며 속이 비어 있다. 잎은 어긋나고 넓은 줄 모양의 바소꼴이다. 너비 10~15mm이고 녹색 바탕에 약간 흰 빛이 있다. 이삭은 줄기 끝에 달리며 한 이삭에 15~20개의 알곡이 있다. 보리차를 즐겨 마시면 가슴이 시원해지고 여름 더위에 좋다.

▶ 약재의 효능
소화 촉진 · 갈증 해소 · 가슴이 답답한 증상에 좋다.

▶ 준비할 재료
볶은 보리 30g · 물 종이컵 10컵.

▶ 약차 만드는 방법
1. 재료를 깨끗이 씻어 물기를 제거한다.
2. ❶을 용기에 넣고 물을 붓고 끓인다.
3. 끓으면 약한 불에 30분 정도 더 끓인다.

▶ 음용하는 방법
물 대용으로 수시로 마시면 된다.

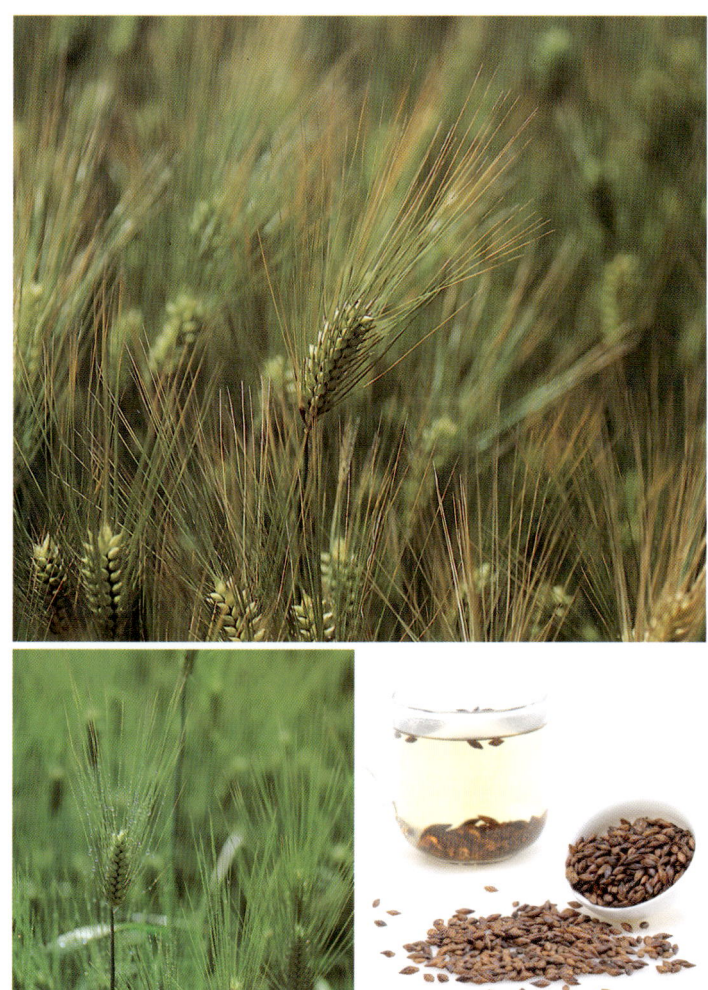

복분자차

복분자는 산딸기를 말한다. 『동의보감』에 '남자의 신기가 허하고 정이 고갈된 것과 여자가 임신되지 않는 것을 치료한다. 간을 보하고 눈을 밝게 하며 몸을 가뿐하게 해 준다. 머리털이 희어지지 않게 한다'고 되어 있다.

▶ 약재의 효능

당뇨 · 강장 · 강정 · 야뇨 · 정력강화 · 유정 · 구갈 · 피부미용 · 이명 · 어지럼증 등에 효과가 있다.

▶ 준비할 재료

복분자 20g · 끓는 물 종이컵 1컵.

▶ 약차 만드는 방법

1. 재료를 끓는 물에 1~2분간 담갔다가 건져서 햇볕에 충분히 말린다.
2. ❶을 분말로 만들어 끓는 물을 붓고 잘 저으면 된다.

▶ 음용하는 방법

끼니 사이에 찻잔 1잔씩 하루에 2~3회 마시면 된다.

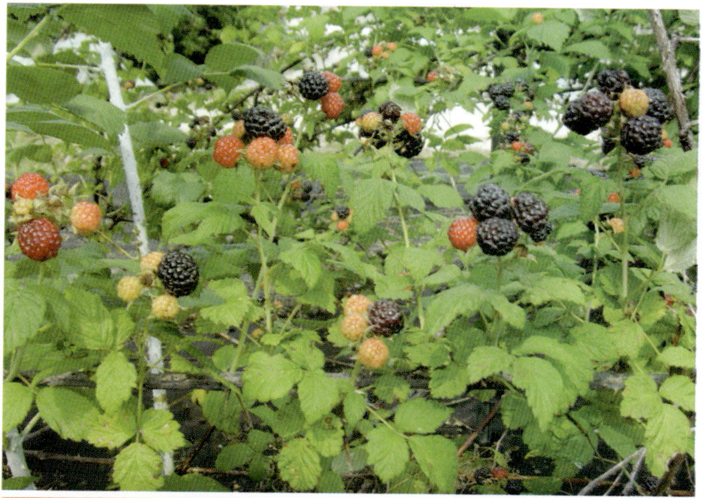

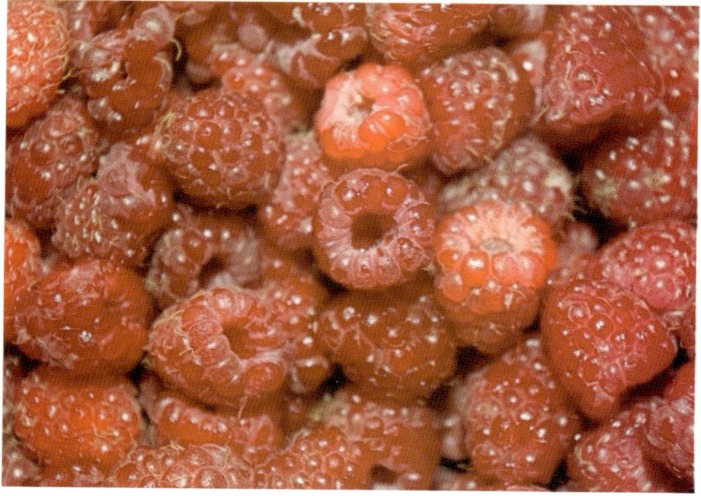

비파잎차

비파나무는 장미과의 상록교목으로 10~11월에 원추꽃차례로 흰꽃이 피고 이듬해 6월에 타원형의 누런 열매가 익는다. 열매는 식용으로 사용한다. 비파잎 뒷면에는 작은 가시털이 있기 때문에 반드시 거즈로 싸서 달여야 한다.

▶ 약재의 효능

땀띠예방·류머티즘·이뇨·여름더위·원기회복·식욕증진 등을 비롯해 잎을 끓인 물로 좌욕하면 치질에 좋다.

▶ 준비할 재료

비파잎 10g·끓는 물 종이컵 1컵.

▶ 약차 만드는 방법

1. 재료를 씻어 물기를 제거하고 서늘한 곳에서 말린다.
2. ❶이 마르면 잎을 비벼서 거즈로 싼 다음 찻잔에 넣고 끓는 물을 붓고, 1~2분 정도 우려내면 된다.

▶ 음용하는 방법

끼니 사이에 찻잔 1잔씩 하루에 2~3회 마신다.

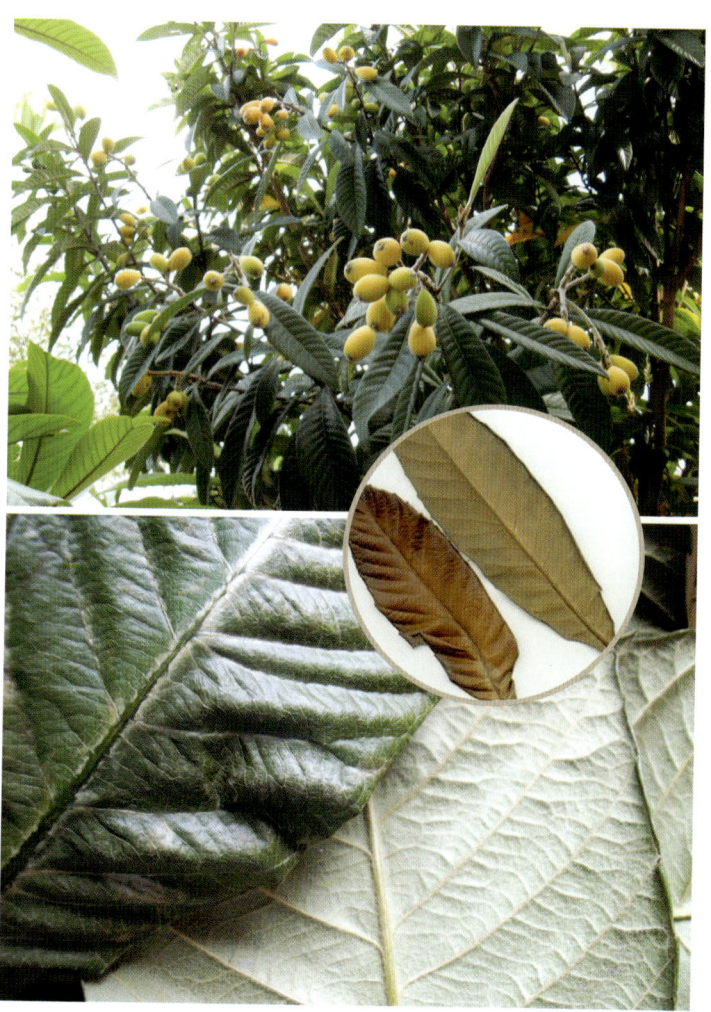

사과락차

사과락은 수세미외로 한해살이 덩굴풀이다. 열매는 큰 원통형이며 밑으로 늘어지는데 10월에 익는다. 열매 속은 수세미로 사용하고 줄기의 액은 화장수 원료로 활용한다.

▶ 약재의 효능

옆구리 통증·팔다리 통증·젖이 부족할 때·장출혈·무월경·소변장애·부종·해열·거담·비염등에 좋다.

▶ 준비할 재료

말린 수세미 20g·물 종이컵 2컵.

▶ 약차 만드는 방법

1. 재료를 3등분으로 자른다.
2. ❶을 다관에 담고 물을 붓고 끓인다.
3. 끓으면 약한 불로 물이 반 정도 줄도록 졸이면 된다.

▶ 음용하는 방법

끼니 사이에 찻잔 2/3씩 하루 2~3회 마시면 된다. 성질이 차서 속이 냉하면 삼가는 것이 좋다.

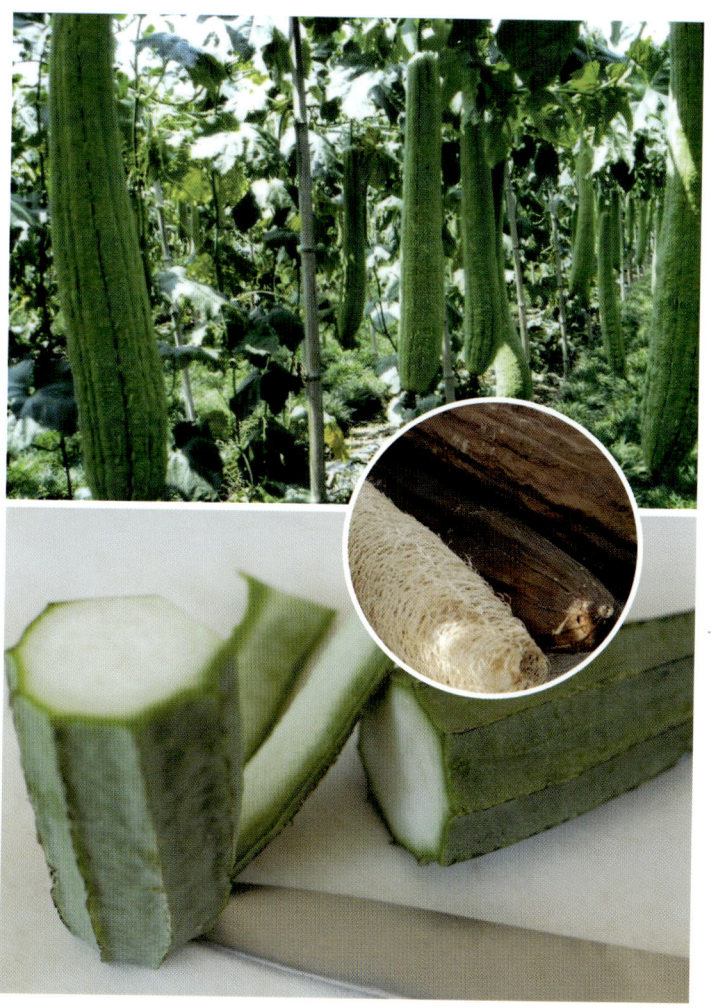

사과차

사과나무는 과수이며 사과는 이과에 속하는데, 익은 씨방주위의 살이 많아 식용한다.

▶ 약재의 효능
식중독 · 설사 · 원기 회복 · 자양강장 · 뇌 보호 · 감기예방 · 고혈압 · 뇌졸중 · 변비 · 비만예방 등에 효과가 좋다.

▶ 준비할 재료
사과 3개 · 물 종이컵 12컵 · 설탕 종이컵 1/2컵.

▶ 약차 만드는 방법
1. 사과의 껍질을 벗겨내고, 씨를 발라낸 후, 얇게 썬다.
2. ❶과 설탕을 냄비에 담고, 뚜껑을 덮어 20분 정도 끓인다.
3. ❷가 완성되면 사과를 으깬 다음 건더기를 건져낸다.
4. ❸을 10분 정도 끓이면 사과청이 된다.
5. ❹의 적당량을 찻잔에 담고, 끓는 물을 부으면 된다.

▶ 음용하는 방법
공복이나 끼니 사이에 찻잔 1잔씩 수시로 마시면 된다.

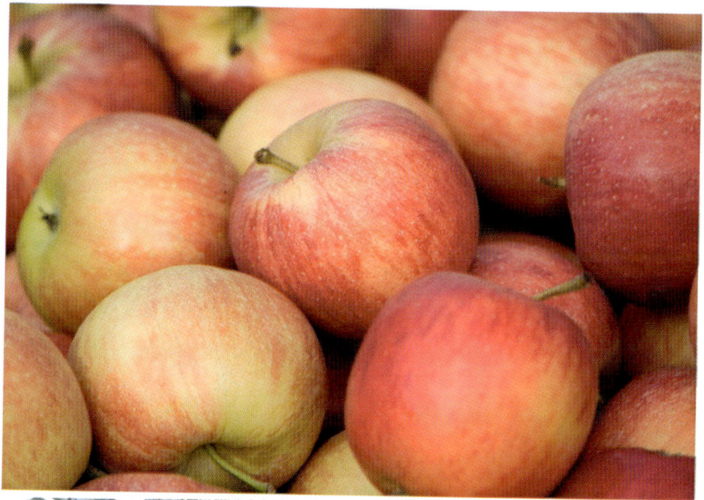

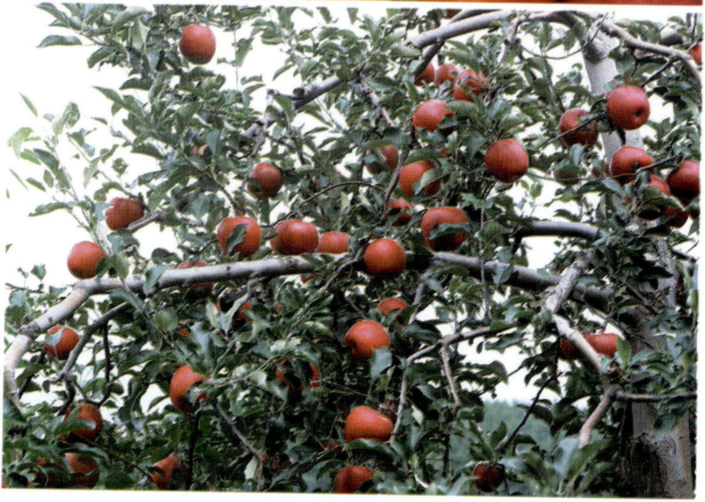

사상자차

사상자는 산형과의 2년생 풀이다. 줄기에 거친 털이 있고 키가 70㎝까지 자란다. 열매는 2~3㎜ 크기의 난형이고 어린순은 봄에 채취해 나물로 먹는다. 열매는 7월에 따서 햇볕에 말리는데, 이것이 사상자이다.

▶ 약재의 효능
정력보강 · 허한 자궁 · 낭습증 · 냉대하 · 음부소양증 등에 좋다.

▶ 준비할 재료
사상자 30g · 물 종이컵 3컵.

▶ 약차 만드는 방법
1. 재료를 다관에 넣고 물을 붓고 끓인다.
2. 물이 끓으면 약한 불에 30분 정도 더 끓인다.
3. ❷가 완성되면 건더기를 건져내면 된다.

▶ 음용하는 방법
끼니 사이에 찻잔 1잔씩 하루에 3~5회 마시면 된다. 피부가 건조하거나 마른 사람은 장복하면 좋지 않다.

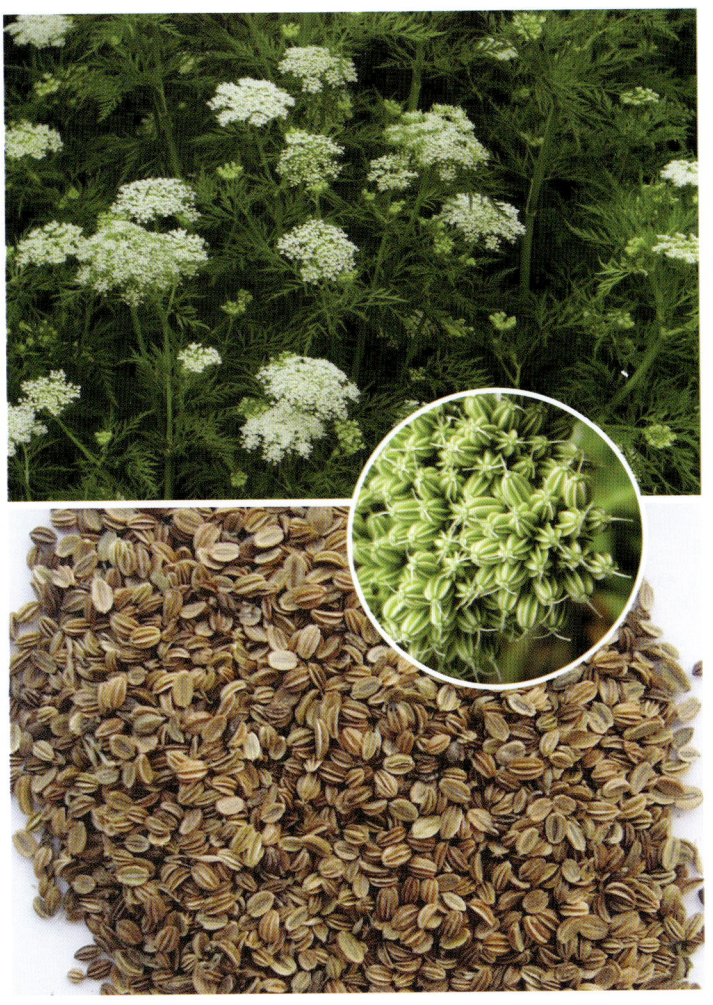

사프란차

사프란은 붓꽃과의 여러해살이풀인데, 키가 10~20㎝ 정도로 가을에 백색과 엷은 홍색 및 자주색으로 꽃이 핀다. 꽃줄기를 그늘에서 말려 약재로 사용한다. 사프란은 꽃 암술대를 건조시켜 만든 향신료이다.

▶ 약재의 효능

천식·발작진정·부인병·타박상소염제·편두통·현기증·우울증 등에 매우 좋다.

▶ 준비할 재료

말린 사프란 암술 10개·물 1컵.

▶ 약차 만드는 방법

1. 재료를 찻잔에 담는다.
2. 끓는 물을 붓고 2분 정도 우려낸다.

▶ 음용하는 방법

끼니 사이에 수시로 마시면 된다. 임신 중에 복용은 삼가야 한다.

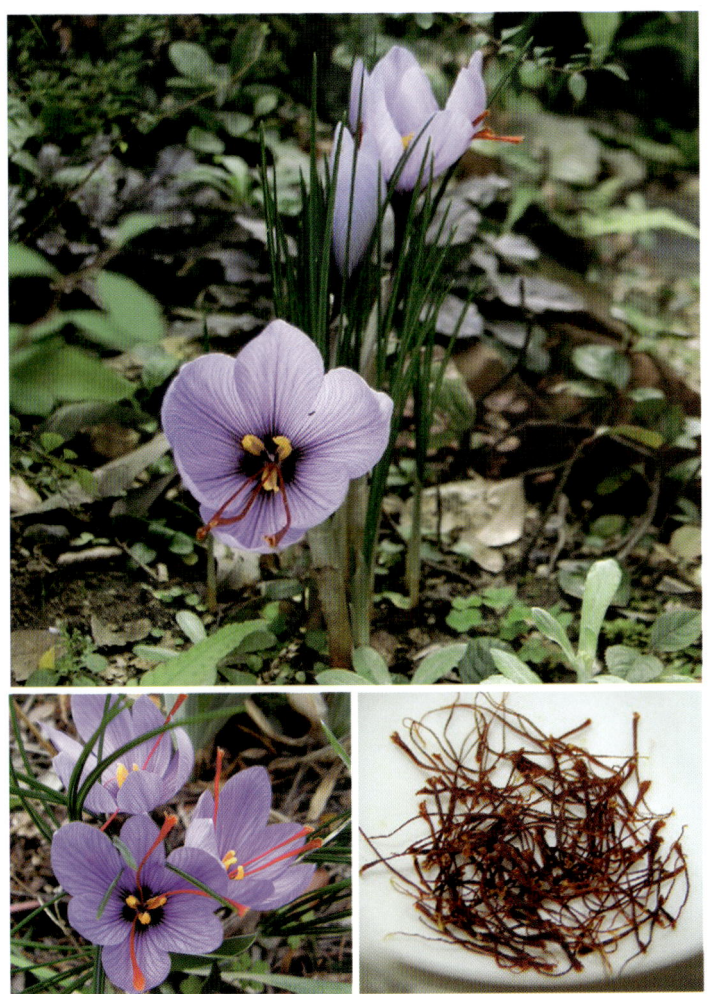

산사맥아차

산사나무는 아가위나무로도 불리고 있는데, 장미과의 낙엽교목이다. 키가 6m 정도이고 열매는 공처럼 생긴 핵과로 10월에 붉게 익는다. 맥아엿기름는 보리에 물을 뿌려 3~5mm의 싹이 돋아난 것을 말한다.

▶ 약재의 효능
소화 불량 · 고혈압 · 식욕 부진 등을 비롯해 아기들의 허약한 소화기 계통에 장복하면 튼튼해진다.

▶ 준비할 재료
산아 30g · 맥아 10g · 물 종이컵 6컵.

▶ 약차 만드는 방법
1. 재료를 깨끗이 씻어 물기를 제거한다.
2. ❶을 질그릇 냄비에 넣고 물을 붓고 끓인다.
3. 끓으면 약한 불에 30분 정도 더 끓인다.

▶ 음용하는 방법
매 식후마다 찻잔 1잔씩 하루에 3회 마시면 된다.

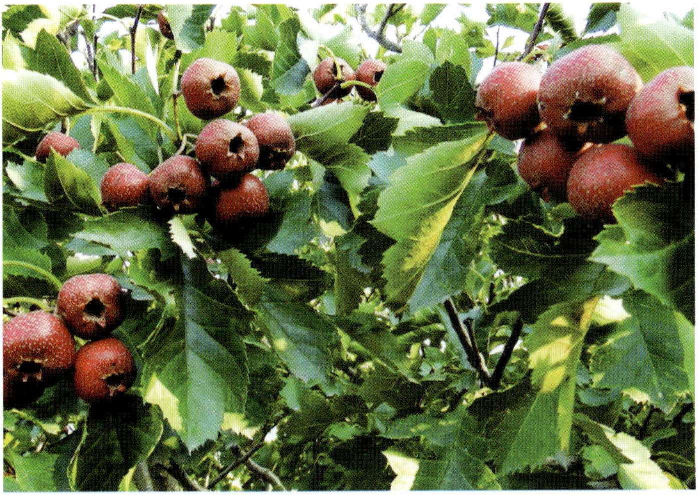

▲ 산아　　　　　　　　　　　　　　　　　　　▼ 맥아

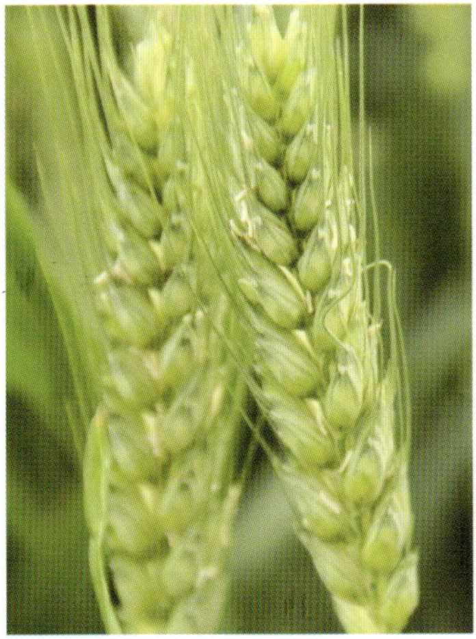

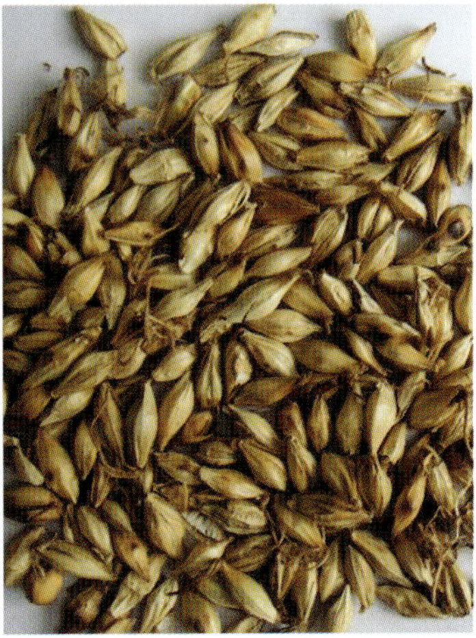

산사자차

산사나무는 5월에 흰색 꽃이 산방꽃차례로 모여서 핀다. 말린 열매를 산사자라고 하는데, 한약재로 사용된다.

▶ 약재의 효능

이뇨 작용 · 산후복통 · 숙취 · 건위 · 소화 불량 · 만성설사 · 식욕부진 · 위산과다 · 이질 · 생리통 · 동상 · 요통 · 장출혈 등에 매우 좋다.

▶ 준비할 재료

말린 산사자 10g · 물 종이컵 3컵.

▶ 약차 만드는 방법

1. 재료를 다관에 넣고 끓인다.
2. 끓으면 바로 불을 끈다.
3. ❷가 완성되면 건더기를 건져내면 된다.

▶ 음용하는 방법

끼니 사이에 찻잔 1잔씩 하루에 4~5회 마시면 된다. 차를 오래 끓이면 떫은 맛이 나기 때문에 조심해야 한다.

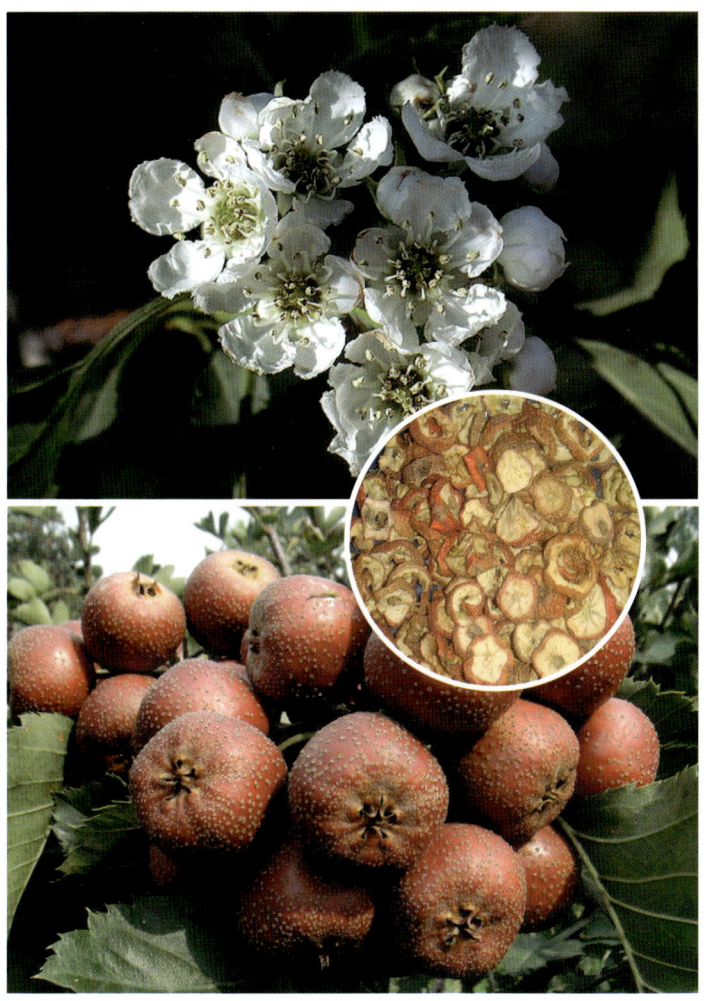

산수유차

산수유나무는 남부지방에 분포하는데, 열매는 서리가 내린 후 채취해야 한다. 채취한 열매는 술에 적신 다음 씨앗을 제거하고 약한 불에 말려 보관하면 된다.

▶ 약재의 효능

양기증진·음위·유정·소변이 잦은 증세에 좋다.

▶ 준비할 재료

말린 산수유 30g · 물 종이컵 3컵.

▶ 약차 만드는 방법

1. 재료를 깨끗이 씻어 물기를 제거한다.
2. ❶을 다관에 넣고 물을 붓고 끓인다.
3. 끓으면 약한 불에 30분을 더 끓인다.
4. ❸이 완성되면 건더기를 건져내면 된다.

▶ 음용하는 법

끼니 사이에 찻잔 1잔씩 하루 3~4회 마시면 된다. 소변이 어렵거나 몸에 열이 많을 때는 삼가야 한다.

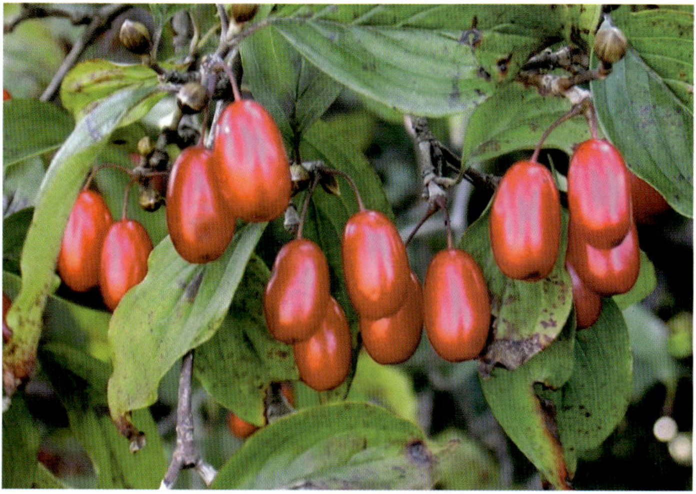

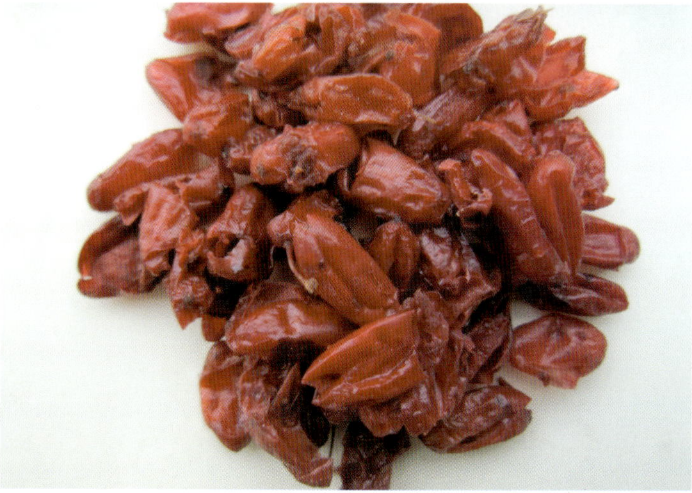

산약산수유차

산약과 산수유를 혼합해 끓인 약차이다. 산약山藥은 마의 뿌리이다. 산수유나무는 낙엽교목으로 키가 7m이고, 꽃은 잎이 나오기 전인 3~4월에 산형꽃차례로 핀다. 열매는 10월에 타원형으로 붉게 익는다.

▶ 약재의 효능
각종 성인병예방 · 신경통 · 산후풍 · 빈혈 · 피부미용 · 감기예방 · 정력증진 · 식은땀 · 노화 방지 · 원기회복 · 식욕증진 · 신장 기능 강화 · 이명 등에 좋다.

▶ 준비할 재료
말린 참마 30g · 산수유 20g · 물 종이컵 6컵.

▶ 약차 만드는 방법
1. 재료를 다관에 넣고 끓인다.
2. 끓으면 약한 불로 30분 정도 더 끓인다.

▶ 음용하는 방법
끼니 사이에 찻잔 1잔씩 하루에 3회 나눠 마시면 된다.

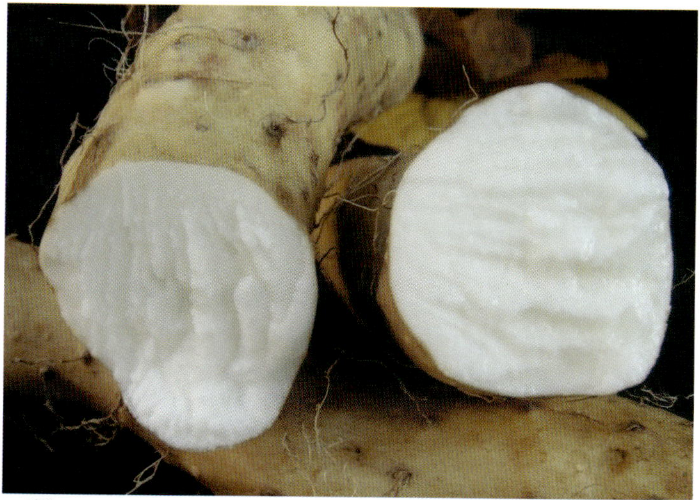

▲ 산약

▼ 산수유

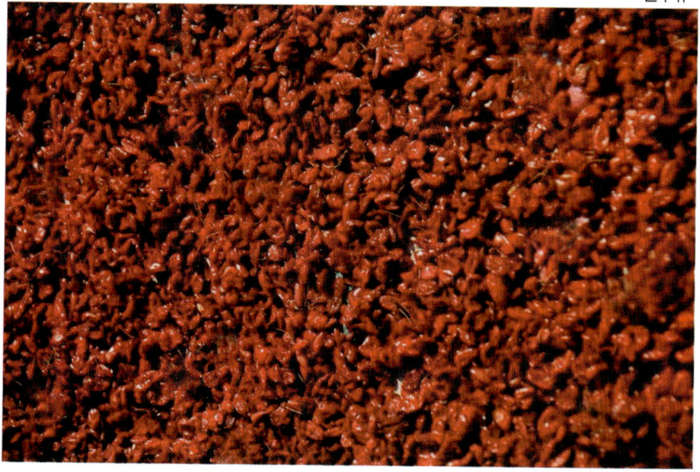

산약차

참마는 마과의 여러해살이풀로 맛이 달고 평하며 당마 또는 산약으로 불린다. 원기둥 모양의 육질뿌리가 있고 키가 2m 정도로 다른 물체를 감아서 자란다.

▶ 약재의 효능
자양강장 · 설사 · 식욕부진 · 허약체질 · 당뇨 · 대하 · 기침 · 천식 · 식은땀 · 숨가쁨 등에 효과적이다.

▶ 준비할 재료
참마 120g · 물 종이컵 3컵.

▶ 약차 만드는 방법
1. 재료를 깨끗이 씻어 물기를 제거한다.
2. ❶을 다관에 넣고 물을 붓고 끓인다.
3. ❷가 끓으면 약한 불로 15분 정도 더 끓인다.

▶ 음용하는 방법
끼니 사이에 찻잔 1잔씩 수시로 마시면 된다.

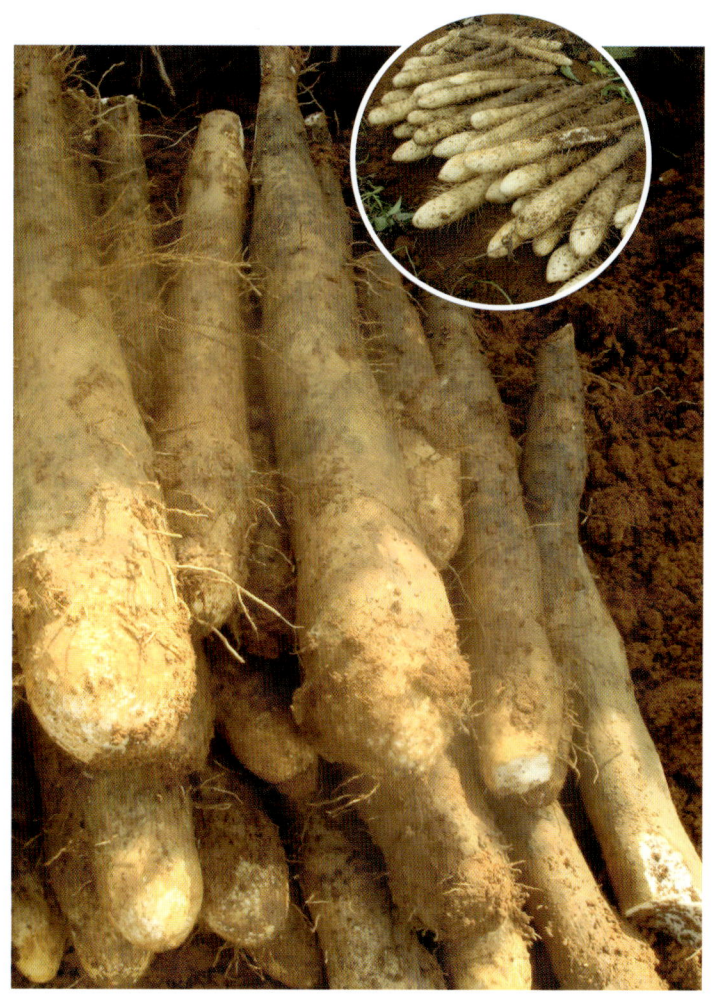

산조인차

산조인은 갈매나무과의 낙엽활엽관목으로 대추나무와 비슷하지만, 키가 작고 가시가 있으며 열매가 대추보다 더 둥글다. 6월에 황록색 꽃을 피우고 열매는 식용한다. 말린 씨를 산조인으로 부르며 약재로 사용한다.

▶ 약재의 효능
불면증 · 건망증 · 식은땀 · 신경과민 · 빈혈 · 혈액자양 · 정신안정 · 소화촉진 등에 효과가 있다.

▶ 준비할 재료
말린 산조인 15g · 물 종이컵 2컵.

▶ 약차 만드는 방법
1. 재료를 프라이팬에 볶은 다음 가루로 만든다.
2. ❶를 다관에 넣고 물을 붓고 끓인다.
3. 끓으면 약한 불에 30분 정도 더 끓여 물을 반으로 줄인다.

▶ 음용하는 방법
자기 전에 찻잔 1잔씩 하루에 1잔 마시면 된다.

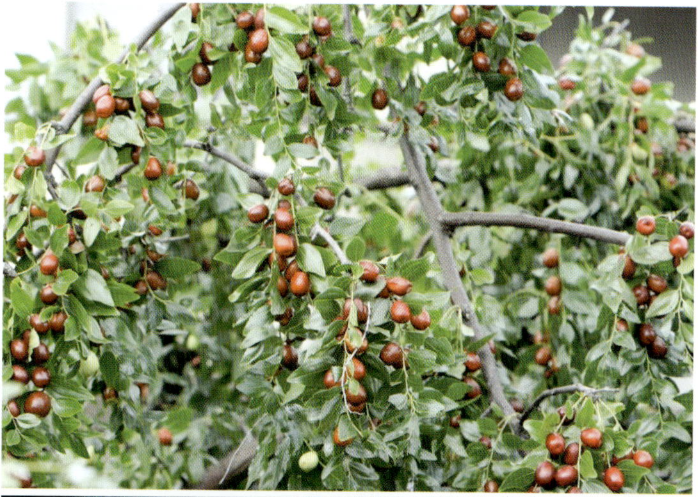

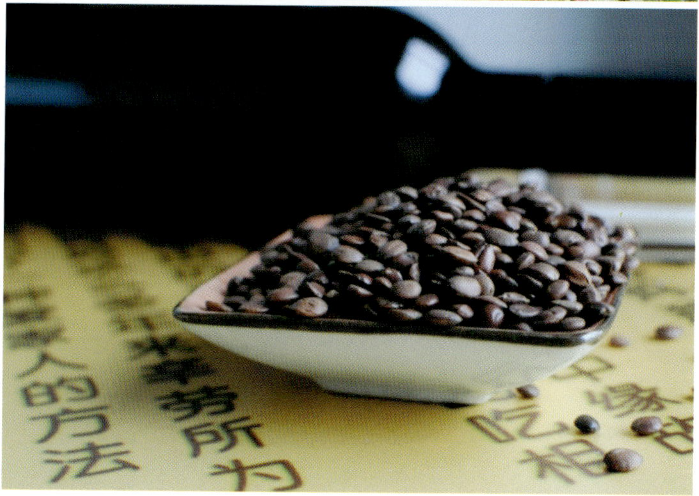

한국의 건강 약차 | 119

삼백초차

삼백초는 다년생풀로 뿌리줄기가 흰색으로 옆으로 기면서 자란다. 뿌리·잎·꽃이 흰색이기 때문에 삼백초라고 한다. 한방에서는 전체를 말려 약재로 사용하는데, 십약十藥으로 불린다.

▶ 약재의 효능

해독작용·설사·이뇨·변비·각기·황달·간염 등을 해소하고, 생잎을 비벼서 환부에 붙이면 고름이 잘 나오고 통증이 완화된다.

▶ 준비할 재료

말린 삼백초 15g·물 종이컵 3컵.

▶ 약차 만드는 방법

1. 재료를 잘게 썬 후, 다관에 넣고 끓인다.
2. 끓으면 약한 불에 물이 반으로 줄 때까지 끓인다.

▶ 음용하는 방법

끼니 사이에 찻잔 1잔씩 하루 4~5회로 나눠 마시면 된다.

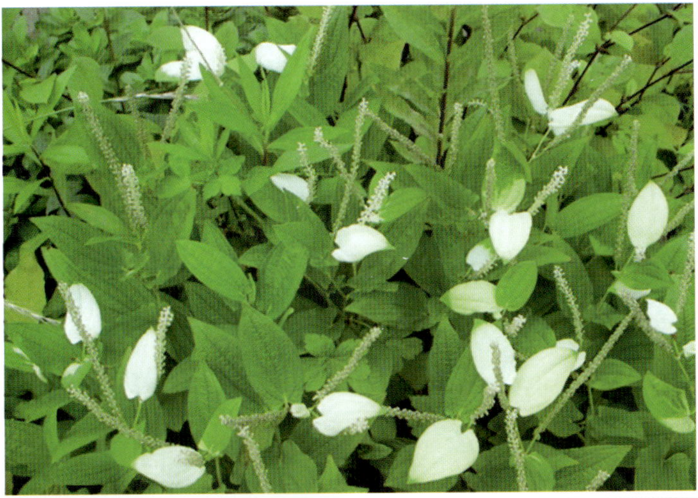

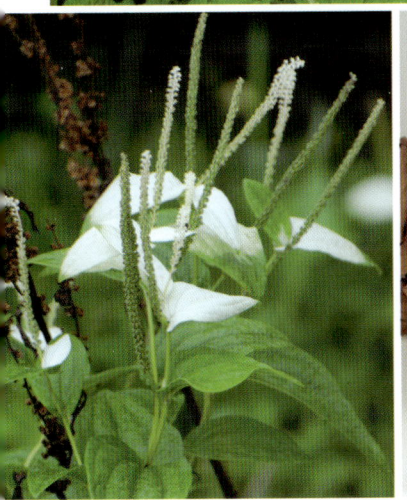
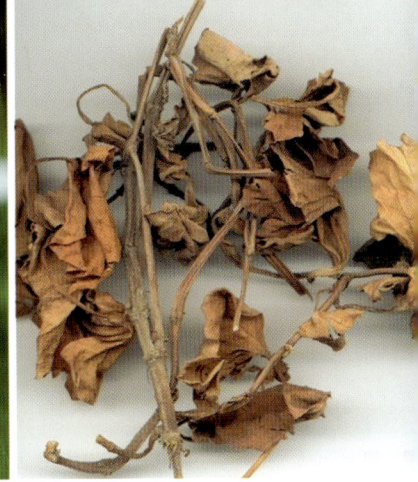

상백피차

상백피는 뽕나무뿌리의 껍질인데, 뽕나무와 산뽕나무뿌리의 속껍질을 햇볕에 말린 것이다.

▶ 약재의 효능

담이 많은 기침 · 천식 · 부종 · 간염 · 혈압강하 · 객혈 · 비염 · 설사 · 저혈압 · 이뇨 · 부종 등에 효과가 있다.

▶ 준비할 재료

말린 상백피 30g · 물 종이컵 3컵.

▶ 제조

1. 상백피를 물에 담가 건져낸 다음 얇게 썬다.
2. 재료를 다관에 넣고 3~5차례 끓인 후, 불을 끈다.
3. 뚜껑을 덮고 뜸을 들이면 된다.

▶ 음용하는 방법

끼니 사이에 찻잔 1잔씩 하루에 3~4회 마시면 된다. 몸이 차거나, 찬 것으로 설사를 하면 삼가야 한다. 또한 화학반응 대문에 철제그릇을 피해야 한다.

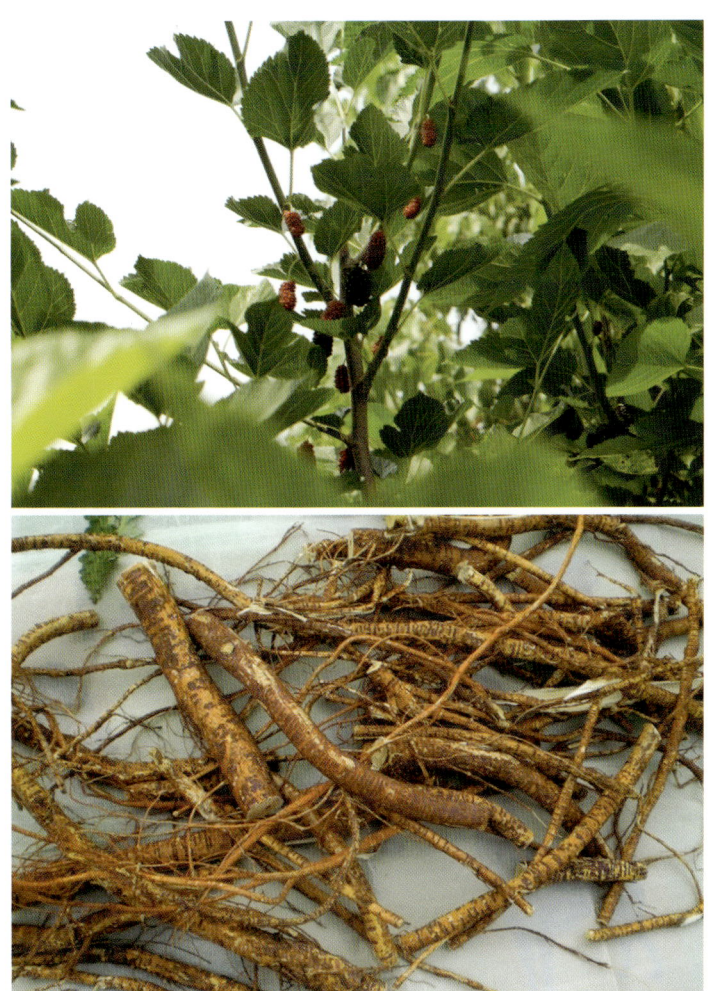

상심자차

오디는 뽕나무 열매로 이것을 말리면 한약재 상심자가 된다. 오디는 맛이 달고 영양가가 많다.

▶ 약재의 효능
자양강장·신경쇠약·불면증·빈혈·고혈압·습관성 변비 등에 좋다.

▶ 준비할 재료
말린 상심자 30g · 물 종이컵 3컵.

▶ 약차 만드는 방법
1. 재료를 깨끗이 씻어 물기를 제거한다.
2. ❶을 다관에 담고 물을 붓고 끓인다.
3. 끓으면 약한 불에 15분 정도 더 끓인다.
4. ❸이 완성되면 불을 끄고 건더기를 건져내면 된다.

▶ 음용하는 방법
끼니 사이에 찻잔 1잔씩 하루 3회 마시면 된다. 소화불량이나 설사가 있을 때는 삼가야 한다.

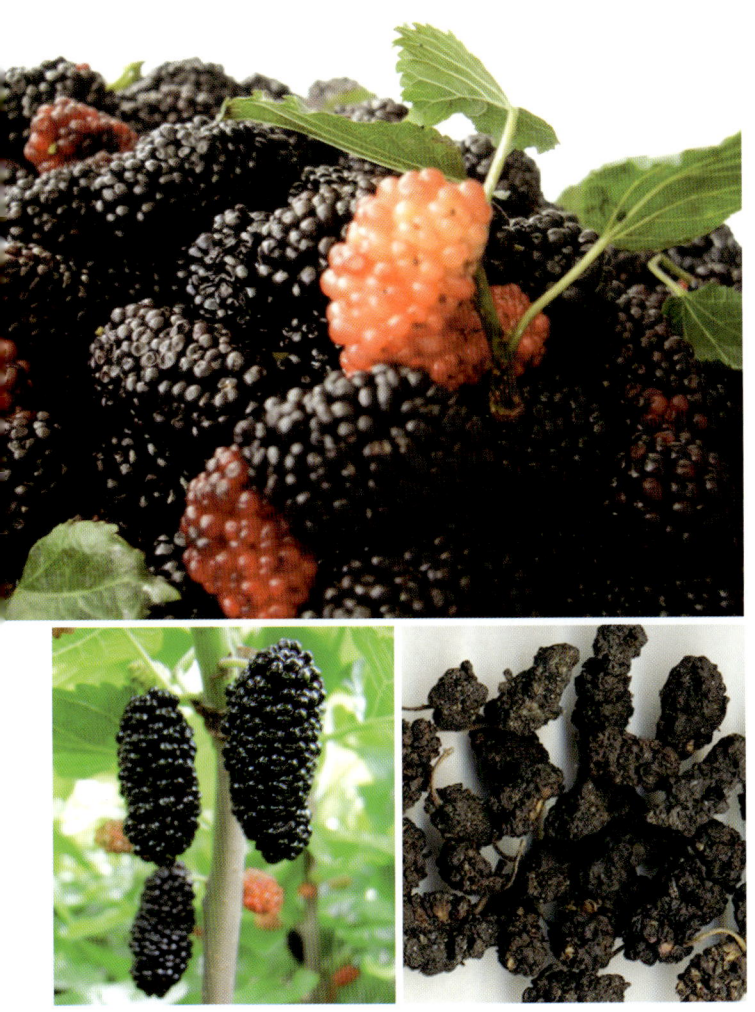

상황차

상황버섯은 균사체 버섯으로 뽕나무 활엽수 밑부분에서 자란다. 전체가 목질로 딱딱하다.

▶ 약재의 효능

하혈·냉대하·산후어혈 및 하혈에 사용된다.
항암효과와 면역력증강에 좋다.

▶ 준비할 재료

상황 30g · 물 종이컵 11컵.

▶ 약차 만드는 방법

1. 재료를 용기에 넣고 끓인다.
2. 끓으면 약한 불에 30분 정도 더 끓인다.
3. ❷가 완성되면 우러난 물을 다른 용기에 따른다.
4. ❸에 물을 다시 붓고 재탕하고 또다시 삼탕하면 된다.

▶ 음용하는 방법

식전·공복·잠자기 전에 찻잔 1잔씩 하루 5회 4개월 동안 마시면 좋다.

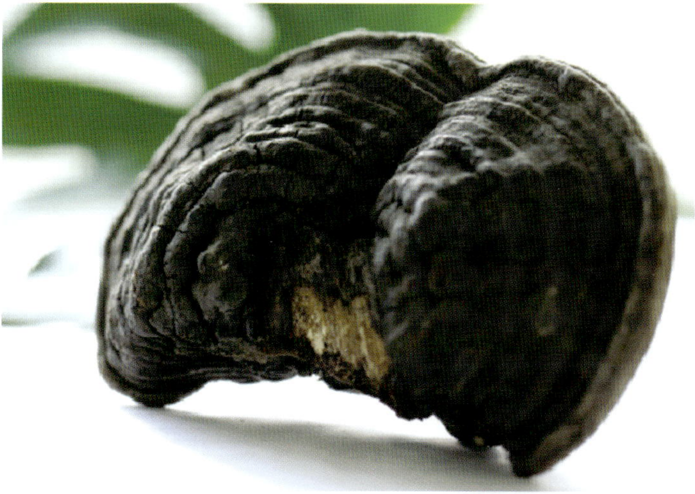

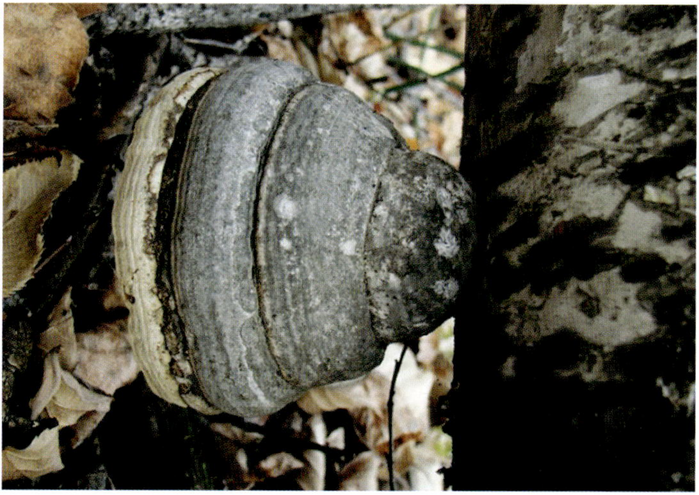

생강계피차

생강과 통계피를 혼합해 달인 약차이다. 강한 향과 매운맛이 식욕을 돋우어준다. 생강즙은 타액 중의 디아스타제의 작용을 촉진하고 살균 작용이 강하다.

▶ 약재의 효능

추위를 물리치고, 땀을 나게 하며, 구역질·식욕증진·정력강화·허약체질·감기예방과 치료 등에 효과가 있다.

▶ 준비할 재료

생강 50g · 통계피 10g · 물 종이컵 5컵.

▶ 약차 만드는 방법

1. 생강을 깨끗이 씻어 껍질을 벗겨 얇게 썬다.
2. 통계피를 깨끗이 씻어 물기를 제거한다.
3. 다관에 ❶과 ❷를 담고 물을 붓고 끓인다.
4. 끓으면 약한 불에 40분 정도 더 끓인다.

▶ 음용하는 방법

끼니 사이에 찻잔 1잔씩 하루 2회 마시면 된다.

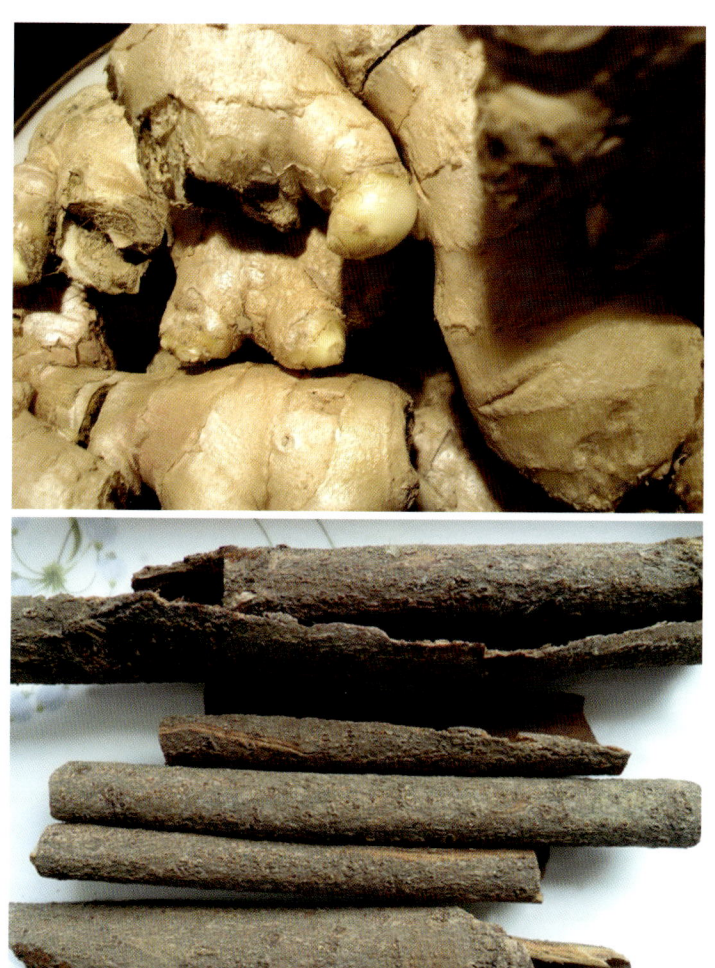

생강녹차

생강과 녹차를 혼합해 만든 약차이다. 차나무의 어린잎을 가공해 말린 것을 녹차라고 한다.

▶ 약재의 효능

혈액순환·감기·위경련·소화·구토·생리통·혈당조절·면역력강화·오한·발열·복부냉통·동맥경화예방과 치료 등에 좋다.

▶ 준비할 재료

생강 15g · 녹차 잎 15 · 물 종이컵 20컵.

▶ 약차 만드는 방법

1. 생강을 깨끗이 씻어 물기를 제거하고 얇게 썬다.
2. 녹차 잎을 깨끗이 닦아둔다.
3. ❶과 ❷를 다관에 담고 물을 붓고 끓인다.
4. 물이 끓으면 약한 불에 20분을 더 끓인다.

▶ 음용하는 방법

아침 식전에 찻잔 1잔씩 하루 1회 5일 동안 마시면 된다.

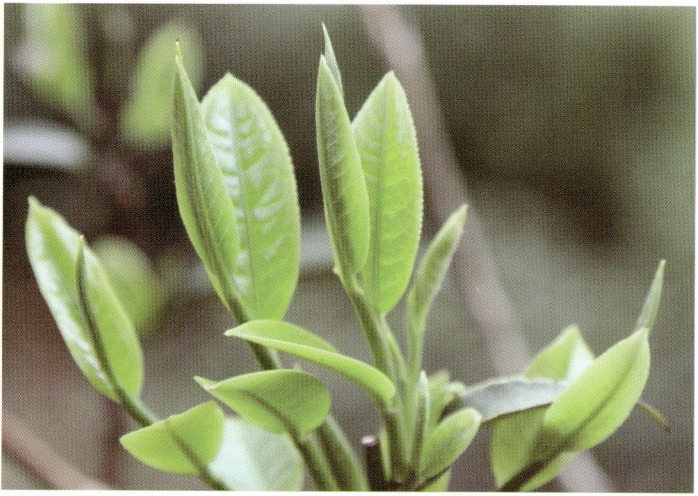

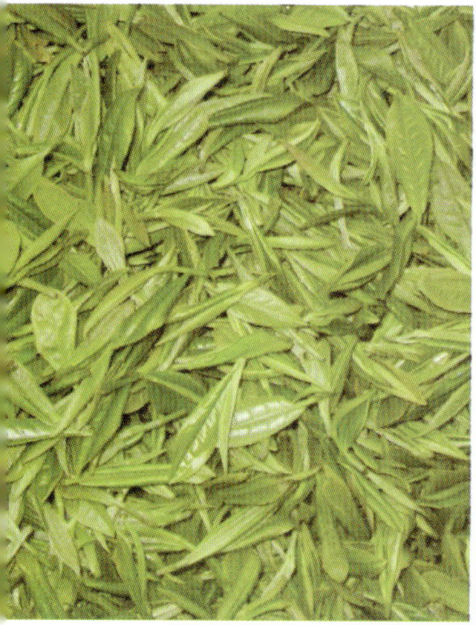

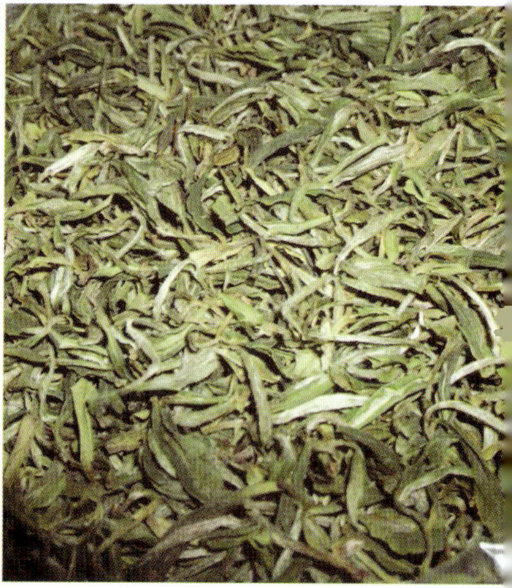

생강대추차

생강과 대추를 혼합해 만든 약차이다. 겨울철에 목이 칼칼하고 감기기운으로 떨릴 때 좋다. 생강보다 대추의 효과가 더 많이 작용하기 때문에 효과가 뛰어나다.

▶ 약재의 효능

감기예방과 치료·자양강장·원기회복·무기력증·이뇨작용·노화 방지·피부미용·주근깨제거에 효과가 있다.

▶ 준비할 재료

대추 16개·생강 20g·물 종이컵 5컵.

▶ 약차 만드는 방법

1. 대추와 생강을 깨끗이 씻어 물기를 제거한다.
2. 생강은 껍질을 벗겨 얇게 썰고 대추 2개는 채로 썬다.
3. 대추와 생강을 다관에 담고 물을 붓고 끓인다.
4. 물이 끓으면 약한 불에 30분 정도 더 끓인다.

▶ 음용하는 방법

끼니 사이에 찻잔 1잔씩 하루에 2회 마시면 된다.

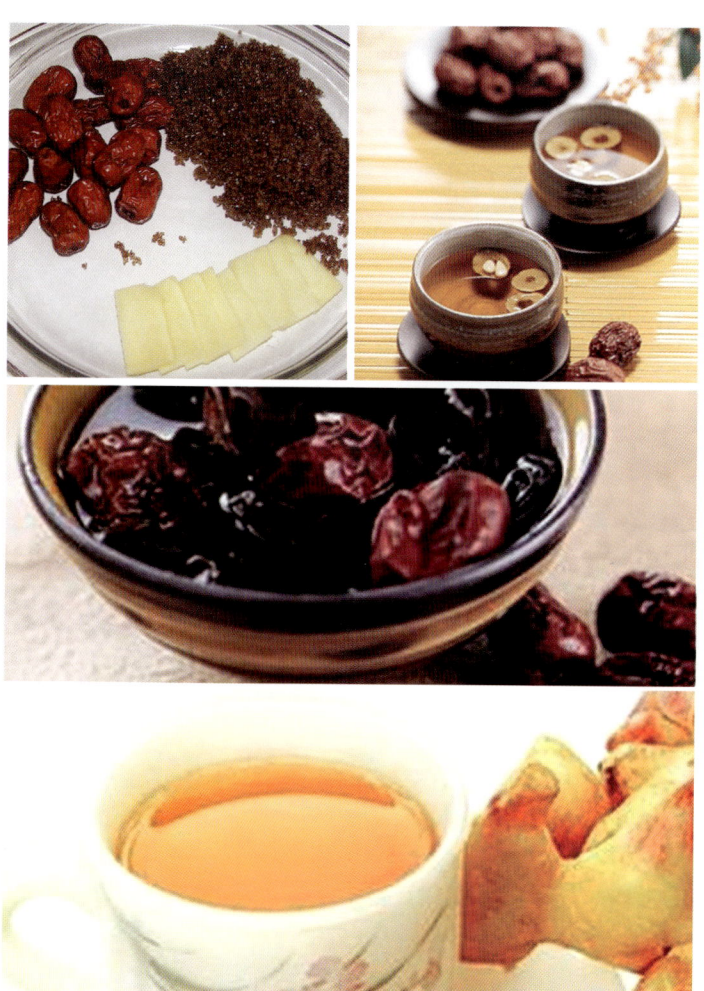

한국의 건강 약차

생강차

생강은 뿌리줄기가 옆으로 자라고 다육질인데, 맛이 맵고 향이 강하다. 뿌리 각 마디에서 줄기가 곧게 나고 높이가 30~50㎝이다. 한국의 생강은 꽃이 피지 않지만 열대지방의 생강은 8월에 꽃이 핀다.

▶ 약재의 효능
감기·이뇨작용·부종·소화불량·숙취해소·정력강화·마른 구역질·혈액순환·해열작용 등에 효과가 좋다.

▶ 준비할 재료
생강 3톨, 끓는 물 종이컵 3컵.

▶ 약차 만드는 방법
1. 재료를 깨끗이 씻어 물기를 제거한 다음 강판에 간다.
2. ❶을 찻잔에 1큰술 넣고 끓는 물을 붓는다.
3. 2분 후면 완성된다.

▶ 음용하는 방법
끼니 사이에 찻잔 1잔씩 하루에 2회 마시면 된다.

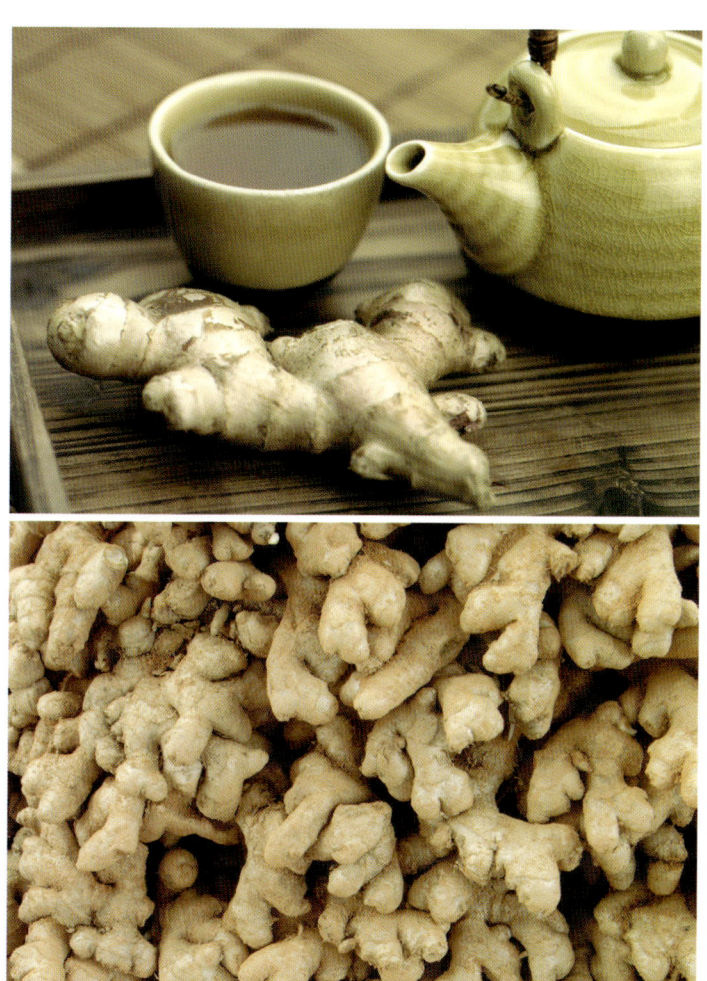

생맥산차

인삼과 맥문동, 오미자를 혼합해 만든 약차이다. 『동의보감』에 '사람의 기를 보충하고 심장의 열을 내려주며, 폐를 청결하게 하는 효능이 있다'고 기록되어 있다.

▶ 약재의 효능

여름철 체력회복·갈증·다한증·기침·천식·심장쇠약·여름철 식욕감퇴에 좋다. 또한 쇠약해진 기력을 돋워준다.

▶ 준비할 재료

인삼 16g · 맥문동 32g · 오미자 16g · 물 종이컵 11컵.

▶ 약차 만드는 방법

1. 오미자를 물에 넣어 8시간 이상 불린 다음 건져낸다.
2. ❶과 인삼과 맥문동을 다관에 넣고 끓인다.
3. ❷가 끓으면 약한 불로 2/3가 되도록 한다.
4. ❸이 완성되면 건더기를 건져내면 된다.

▶ 음용하는 방법

끼니 사이에 찻잔 1잔씩 차갑게 해서 수시로 마시면 된다.

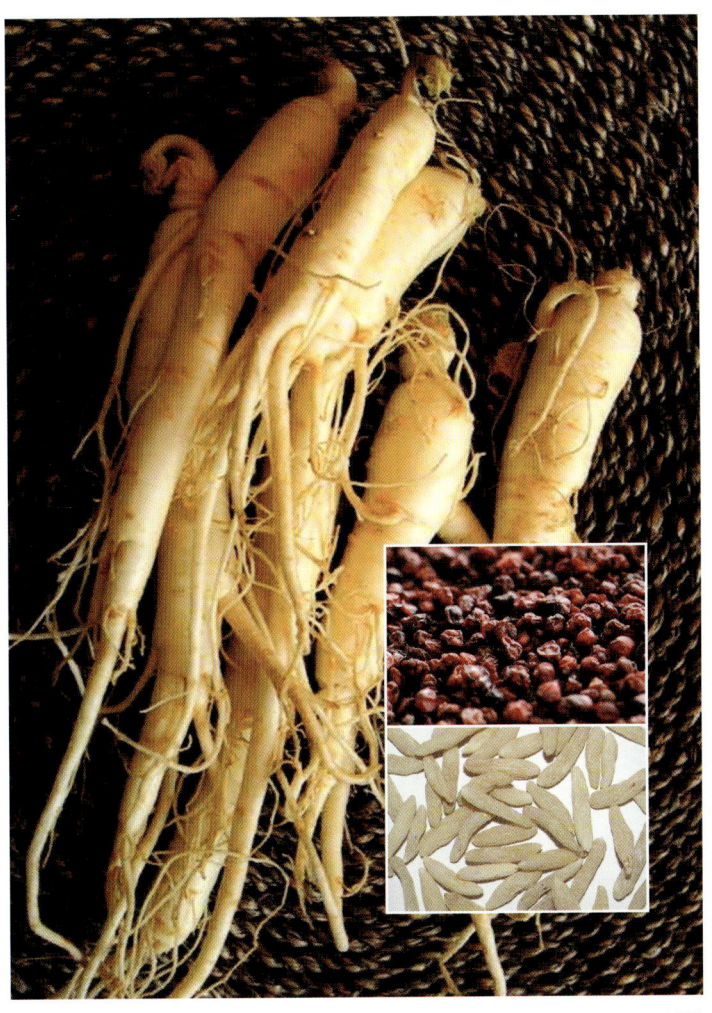

솔잎차

소나무는 상록침엽교목으로 4~5월 새순이 나올 때 솔잎을 채취해 그늘에서 말린다. 이때 색이 변하지 않아야 한다. 솔잎차는 솔향이 좋기 때문에 솔바람차라고도 부른다.

▶ 약재의 효능

고혈압 · 중풍 · 심장병 · 위장병 · 시력증진 · 청력증진 · 동맥경화 · 소화촉진 · 각기병 · 종기 · 신경통 · 류머티즘 · 뇌질환 · 불면증 · 중풍예방 · 피부미용 등에 좋다.

▶ 준비할 재료

솔잎 100g · 감초 7g · 물 종이컵 11컵.

▶ 약차 만드는 방법

1. 재료를 깨끗이 씻어 물기를 제거한 다음 반으로 자른다.
2. ❶을 다관에 담고 물을 붓고 끓인다.
3. 끓으면 약한 불에 30분 정도 더 끓인다.

▶ 음용하는 방법

찻잔 1잔씩 하루에 1회 마시면 된다.

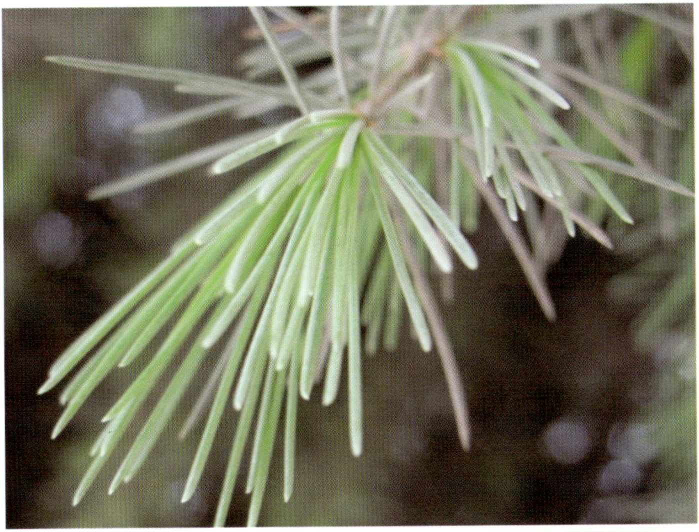

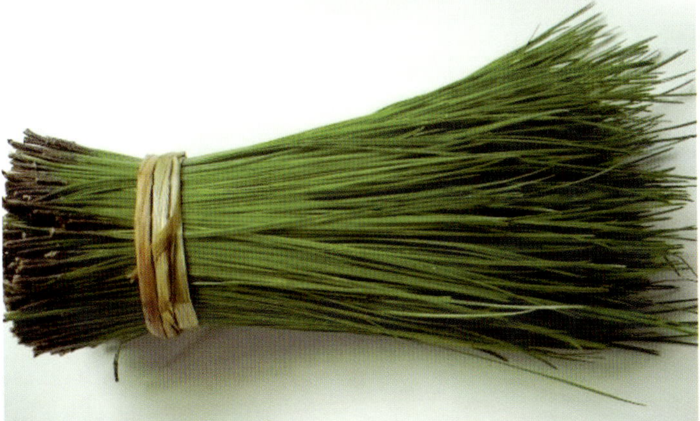

송화차

소나무는 상록침엽수교목이며 송화는 소나무 꽃을 말한다. 꽃은 5월에 암꽃과 수꽃이 한 나무에서 핀다.

▶ 약재의 효능

피부미용・여드름치료・치매예방・지방간해소・해독・중풍・고혈압・신경통・두통・심장병에 효과가 좋고 폐를 보호해준다.

▶ 준비할 재료

말린 송홧가루 20g・물 종이컵 3컵.

▶ 약차 만드는 방법

1. 재료를 다관에 담고 물을 붓고 끓인다.
2. 끓으면 10분 정도 더 끓인다.

▶ 음용하는 방법

끼니 사이에 찻잔 2/3잔을 하루 3회 마시면 된다.

▶ 주의사항

많이 마시면 열병이 나타나고 변비가 생긴다.

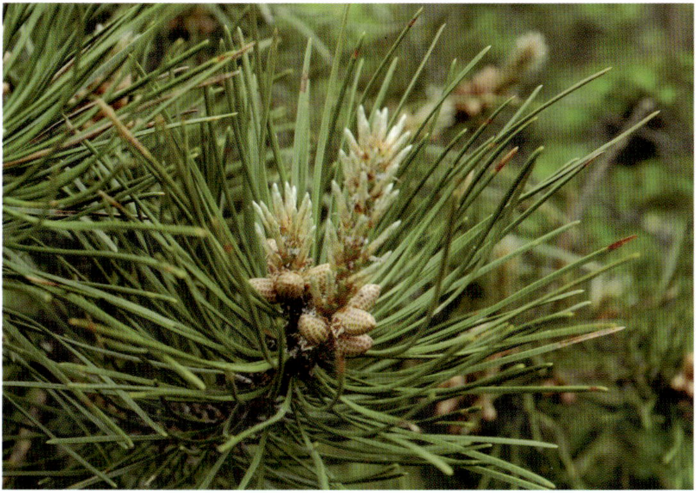

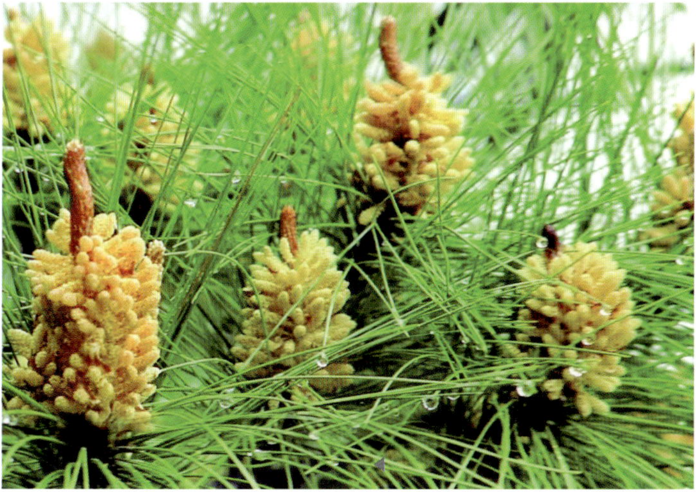

수박껍질차

수박은 쌍떡잎식물 박과의 덩굴성 한해살이풀이다. 꽃은 5~6월에 연한 노란색으로 핀다. 열매인 수박은 무게가 보통 5~6kg 정도이다. 차로는 수박껍질 말린것을 이용한다.

▶ 약재의 효능

이뇨작용으로 부종을 제거하고 현기증을 치료한다. 또한 더위와 다이어트를 비롯해 고혈압에도 효과가 좋다.

▶ 준비할 재료

말린 수박껍질 10g · 물 종이컵 2컵.

▶ 약차 만드는 방법

1. 재료를 깨끗이 씻어 물기를 제거한다.
2. ❶을 다관에 넣고 물을 붓는다.
3. 끓으면 약한 불에 40분 정도 더 끓인다.

▶ 음용하는 방법

끼니 사이에 찻잔 1잔씩 수시로 마시면 된다.

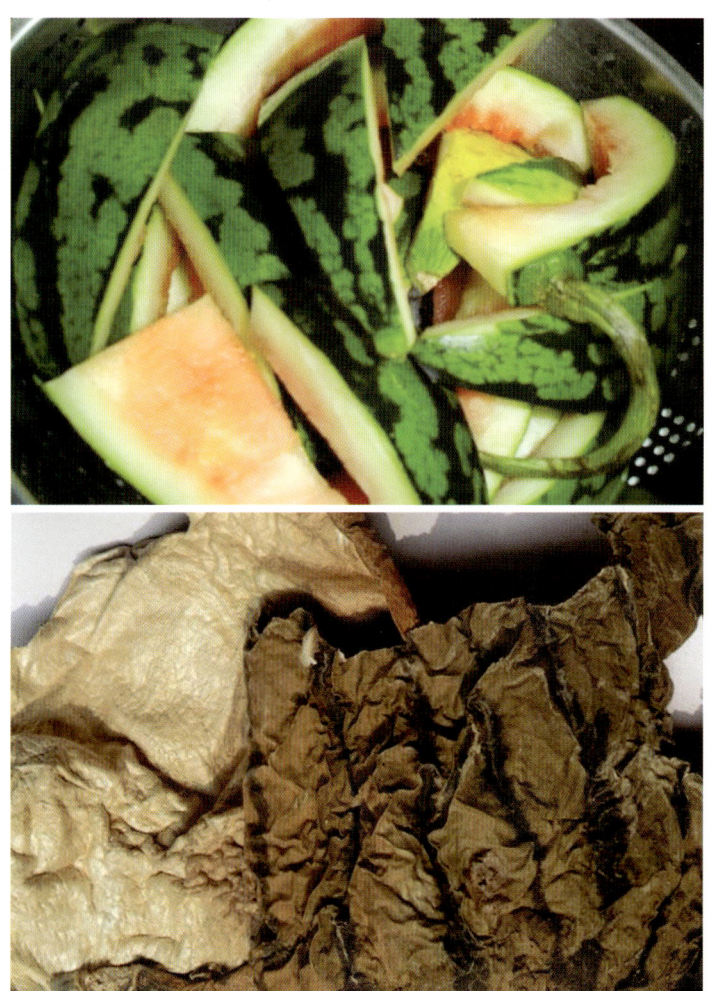

수삼대추차

수삼과 대추를 혼합해 만든 약차이다. 수삼은 원기를 돋우고 위를 보해준다. 대추는 기와 혈을 보하는 효능을 가지고 있어 다른 약물과 조화를 잘 이룬다.

▶ 약재의 효능

만성피로회복 · 체력증강 · 정력 강화 · 허약체질개선 · 자양강정 · 신지대사 원활 등에 좋다.

▶ 준비할 재료

수삼 3뿌리 · 꿀 종이컵 2/3컵 · 물 종이컵 2컵.

▶ 약차 만드는 방법

1. 수삼을 얇게 썬 다음 용기에 담고 꿀을 붓는다.
2. ❶를 밀봉해 20일 정도 서늘한 곳에 두면 수삼청이 된다.
3. 찻잔에 수삼청 1큰술을 담고 끓는 물을 붓는다.
4. 1~2분 후 수삼 청이 모두 녹으면 완성된다.

▶ 음용하는 방법

끼니 사이에 찻잔 1잔씩 수시로 마시면 된다.

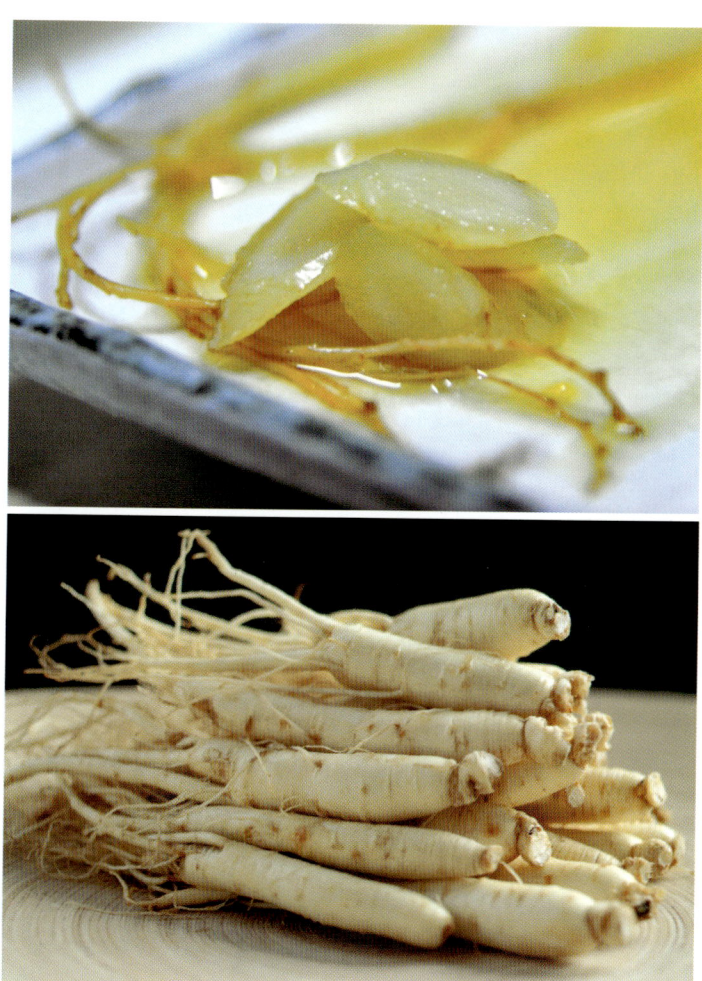

쌍화차

백작약·천궁·숙지황·황기·계피·감초 등의 가루에 뜨거운 물을 붓고 대추나 잣을 띄우고 달걀노른자위를 넣어서 마시는 차를 말한다.

▶ 약재의 효능

피로해소와 허한에 좋고 기를 보하며 원기를 북돋워준다. 또한 빈혈·다한·유정·정력강화에 좋다.

▶ 준비할 재료

백작약 30g·숙지황·황기·당귀·대추 각 12g·천궁 10g·계피·감초 각 8g·물 종이컵 5컵.

▶ 약차 만드는 방법

1. 준비한 재료대추 제외를 믹서에 갈아 가루로 만든다.
2. ❶을 찻잔에 담고 끓는 물을 붓는다.
3. 충분히 젓은 다음 대추채와 잣을 띄우면 완성된다.

▶ 음용하는 방법

끼니 사이에 찻잔 1잔씩 하루 2회 마신다.

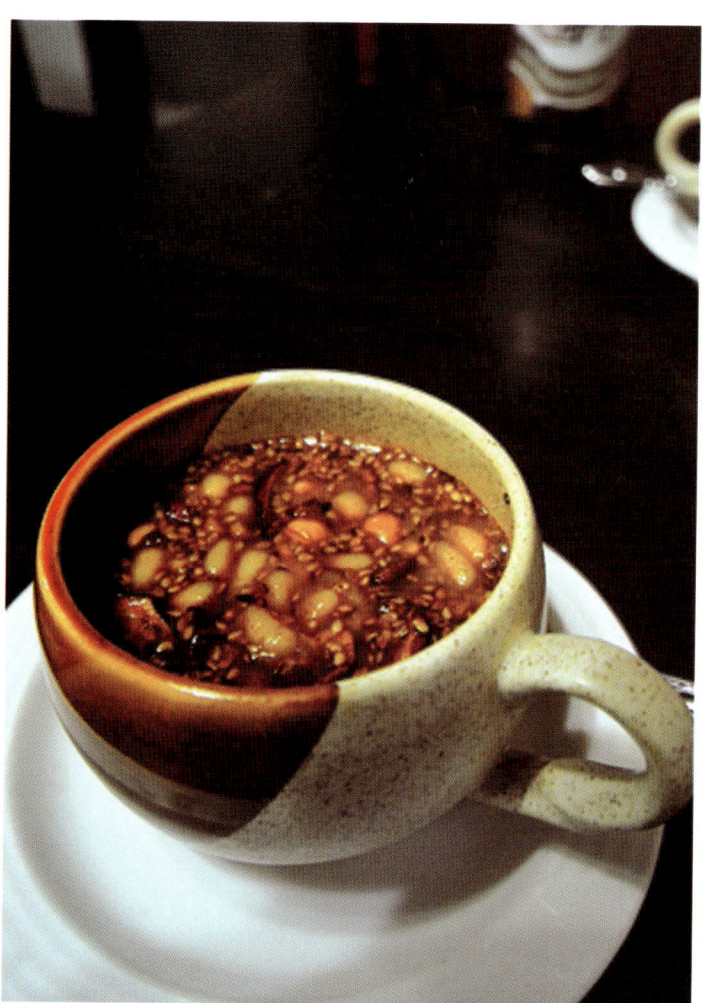

쑥생강차

쑥과 생강을 혼합해 만든 약차이다. 쑥은 국화과의 다년생풀로 뿌리줄기가 옆으로 기면서 자라고 흰 털이 있다.

▶ 약재의 효능
여성들의 생리통·월경주기회복·생리통·수족냉증 등을 비롯해 해열·진통·해독·구충·혈압강하·소염작용·복통·토사·출혈 등에 매우 좋다.

▶ 준비할 재료
쑥 6g · 생강 6g · 물 종이컵 2컵.

▶ 약차 만드는 방법
1. 쑥과 생강을 깨끗이 씻어 물기를 제거한다.
2. ❶을 다관에 담고 물을 붓고 끓인다.
3. ❷가 끓으면 약한 불에 10분 정도 더 끓인다.
4. ❸이 완성되면 건더기를 건져내면 된다.

▶ 음용하는 방법
끼니 사이에 찻잔 1잔씩 수시로 마신다.

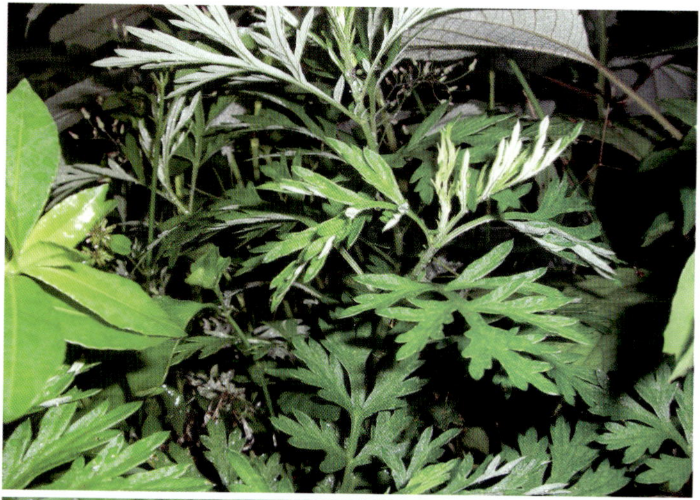

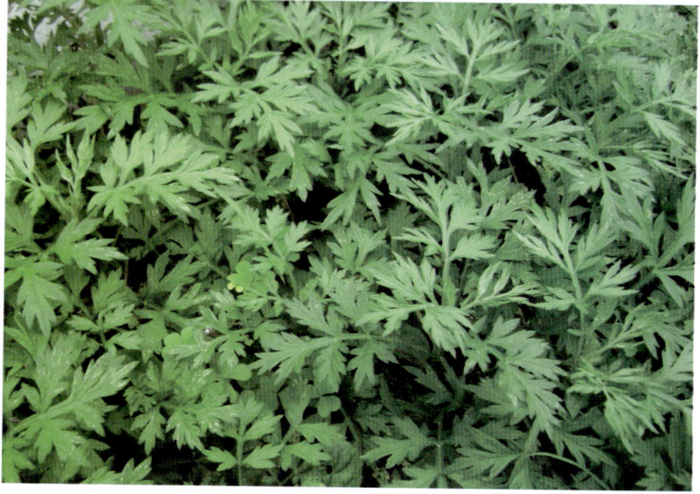

한국의 건강 약차 | 149

시호맥문동차

시호·맥문동·오미자 등을 혼합해 만든 약차이다. 이 차는 이항복이 즐겨 마셨다고 해서 '오성탕'으로 이름이 나 있다. 여름철 무더위에 지쳐 식욕이 없고 활력이 떨어질 때 차게 식혀서 마시면 효과가 있다.

▶약재의 효능
시호는 해열, 맥문동은 해독 작용이 있고, 오미자는 오장을 보호하여 체력을 강하게 한다.

▶준비할 재료
시호 30g · 맥문동 50g · 오미자 30g · 물 종이컵 4컵.

▶약차 만드는 방법
1. 재료를 깨끗이 씻어 물기를 제거한다.
2. ❶을 다관에 담고 물을 붓고 끓인다.
3. 끓으면 약한 불에 40분 정도 더 끓인다.

▶음용하는 방법
끼니 사이에 찻잔 1잔씩 하루에 2회 마시면 된다.

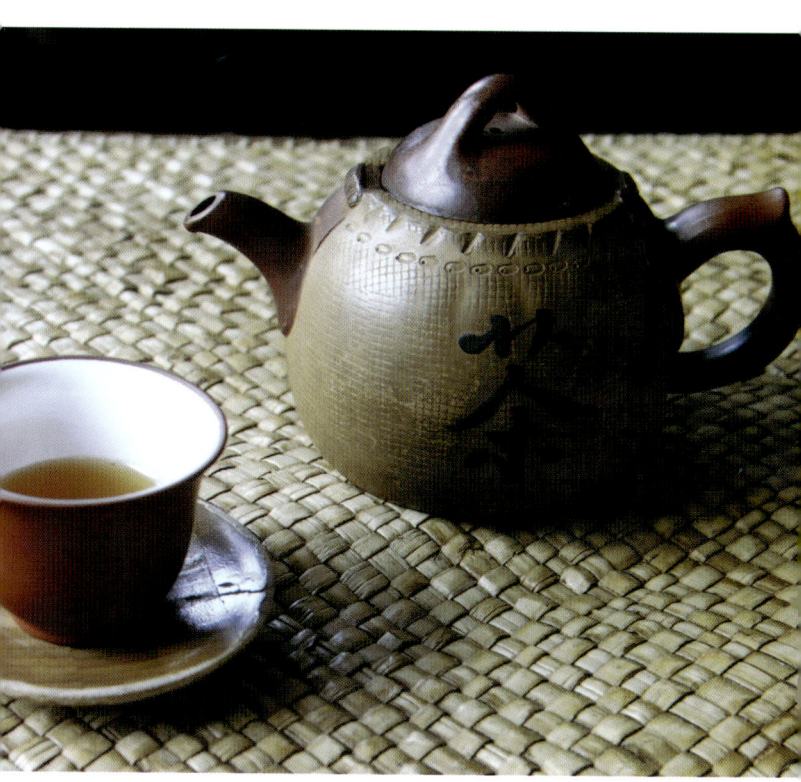

시호차

시호는 초가을에 황색 꽃을 피우는 미나리과의 다년초로 키가 40~70cm이다. 뿌리줄기는 굵고 짧다. 겨울철에 뿌리를 채취해서 햇볕에 말렸다가 약재로 사용한다.

▶ 약재의 효능
해열·진정·진통·진해·면역강화·이담작용·지방간억제 등에 좋다. 생리불순에도 효과가 있다.

▶ 준비할 재료
시호 20g·물 종이컵 4컵.

▶ 약차 만드는 방법
1. 재료를 깨끗이 씻어 물기를 제거한다.
2. ❶을 다관에 담고 물을 붓고 끓인다.
3. 끓으면 약한 불에 30분 정도 더 끓인다.
4. ❸이 완성되면 건더기를 건져내면 된다.

▶ 음용하는 방법
끼니 사이에 찻잔 1잔씩 하루에 3~6회 마신다.

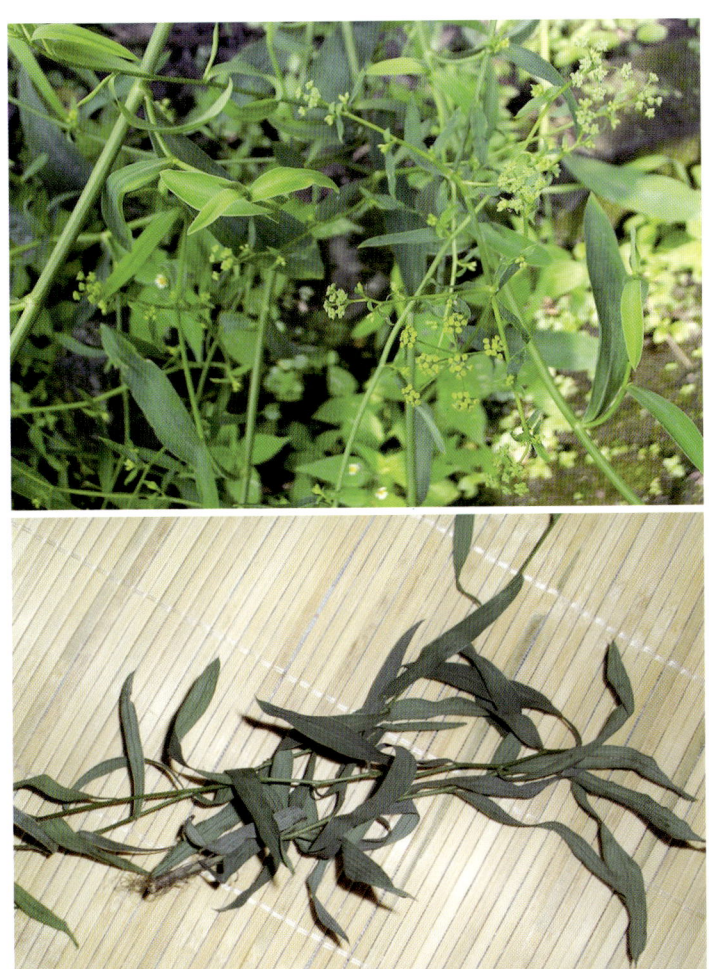

신선엽차

신선엽은 뽕잎을 말하는데, 뽕나무는 누에를 치기 위해 재배했다. 하지만 뿌리껍질과 열매, 잎 등 모두를 약재로 쓴다. 뽕나무 열매인 오디를 상심자라고 하는데, 예부터 늙지 않는 약으로 기록될 정도로 영양분이 풍부하다.

▶ 약재의 효능

감기예방 · 기침 · 가래 · 혈압강하를 비롯해 식은땀을 흘리거나 허약체질 개선에도 좋다. 장복하면 시력이 밝아진다.

▶ 준비할 재료

말린 뽕잎 100g · 꿀 25g.

▶ 약차 만드는 방법

1. 재료를 깨끗이 씻어 물기를 제거한다.
2. ❶과 꿀을 적당한 양으로 만들어 찻잔에 담는다.
3. 끓는 물을 부어 2~3 분간 우려낸다.

▶ 음용하는 방법

끼니 사이에 찻잔 1잔씩 하루에 2~3회 마시면 된다.

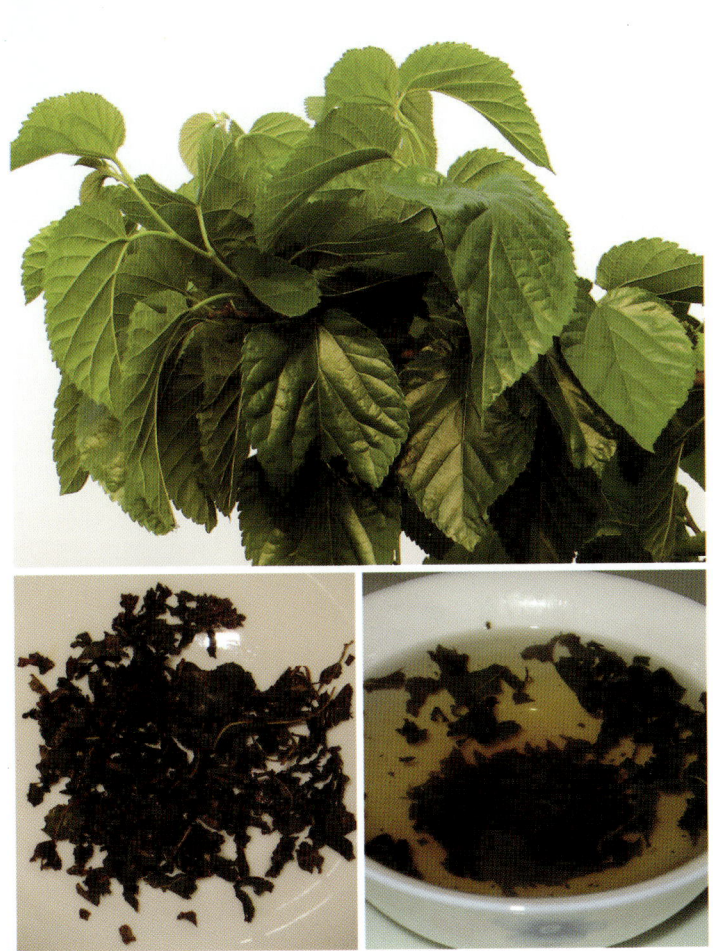

신이화차

신이화는 목련꽃 꽃봉오리의 한방이름이다. 이른 봄에 향기 있는 흰꽃이 잎보다 먼저 핀다. 나뭇결은 치밀해 가구재나 건축자재로, 꽃은 향수의 원료로, 꽃망울과 나무껍질은 약용으로 활용된다.

▶ 약재의 효능

비염·염증완화·혈액순환개선·주근깨·기미·산풍·혈압강하·자궁흥분·두통·오한·발열·가래·기침 등에 좋다.

▶ 준비할 재료

신이화 20g · 물 종이컵 4컵.

▶ 약차 만드는 방법

1. 재료를 깨끗이 씻어 물기를 제거한다.
2. ❶을 다관에 담고 물을 붓고 끓인다.
3. 끓으면 약한 불에 20분 정도 더 끓인다.

▶ 음용하는 방법

끼니 사이에 찻잔 1잔씩 하루에 3~5회 마신다.

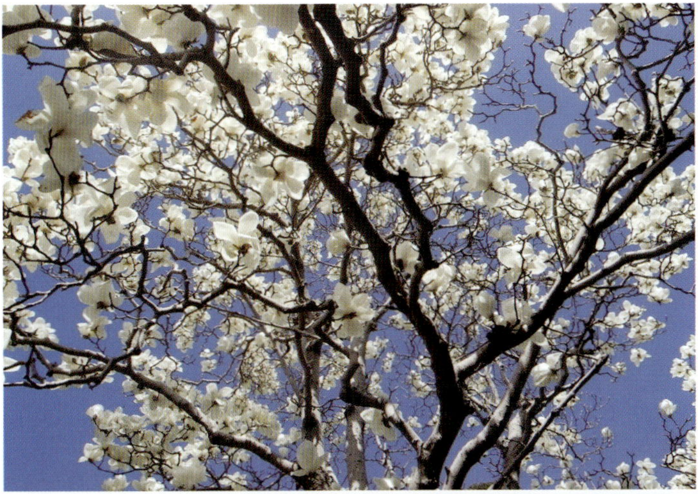

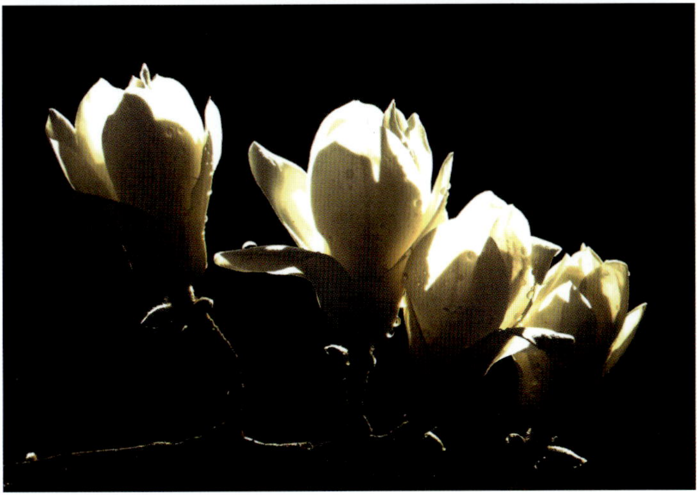

애엽차

애엽은 약쑥 잎을 한방에서 부르는 명칭이다. 약쑥은 다년생 식물로 줄기가 50㎝ 내외로 곧게 자란다. 봄과 여름에 채취해 응달에 건조시켜 적당하게 썰어서 보관한다.

▶ 약재의 효능

복통·식은땀·각기병·지혈·하혈·빈혈·냉증·류머티즘·노이로제·심장병·강장·온위·곽란·제습·건위·신경통·노인의 자양강장·원기회복·냉증에 효과가 있다.

▶ 준비할 재료

말린 쑥 10g·끓는 물 종이컵 2컵.

▶ 약차 만드는 방법

1. 재료를 넣고 끓는 물을 붓는다.
2. 5~10분 정도 우려내면 된다.

▶ 음용하는 방법

끼니 사이에 찻잔 1잔씩 하루 1~2회 마시면 된다. 장복을 하면 열독이 뇌에 침투해서 좋지 않다.

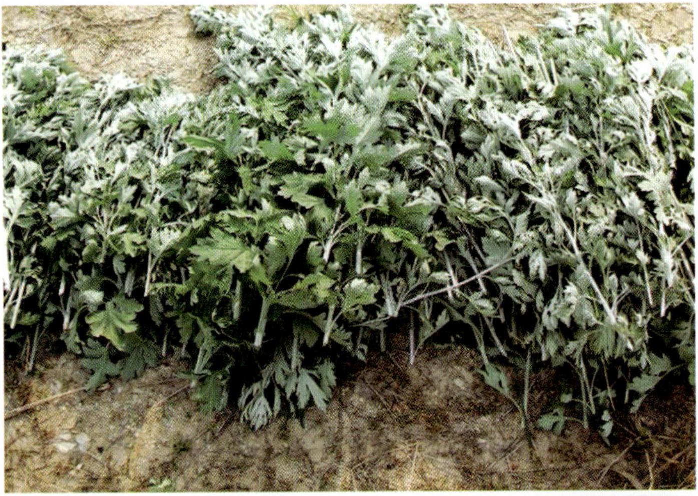

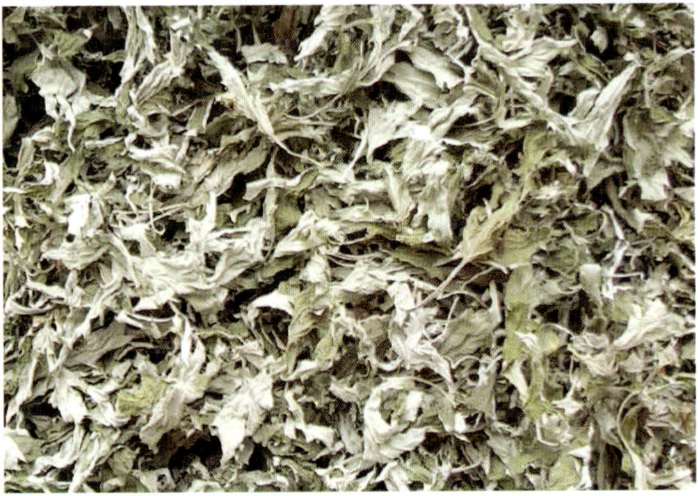

오가피차

오가피나무는 활엽관목으로 높이가 2m 정도이고 가지에 가시가 있다. 맛이 맵고 성질이 차다. 뿌리의 껍질을 오갈피오가피라고 한다.

▶ 약재의 효능

원기회복 · 정력감퇴 · 기억력 상실 · 혈액순환개선 · 강정 · 강장 · 어혈 · 타박상 등에 효과가 있다.

▶ 준비할 재료

오가피 60g · 물 종이컵 4컵.

▶ 약차 만드는 방법

1. 재료를 깨끗이 씻어 물기를 제거한다.
2. ❶을 다관에 넣고 물을 붓고 끓인다.
3. 끓으면 약한 불에 1시간 정도 더 끓인다.
4. ❸에서 건더기를 건져내면 된다.

▶ 음용하는 방법

끼니 사이에 찻잔 1잔씩 하루에 2회 마시면 된다.

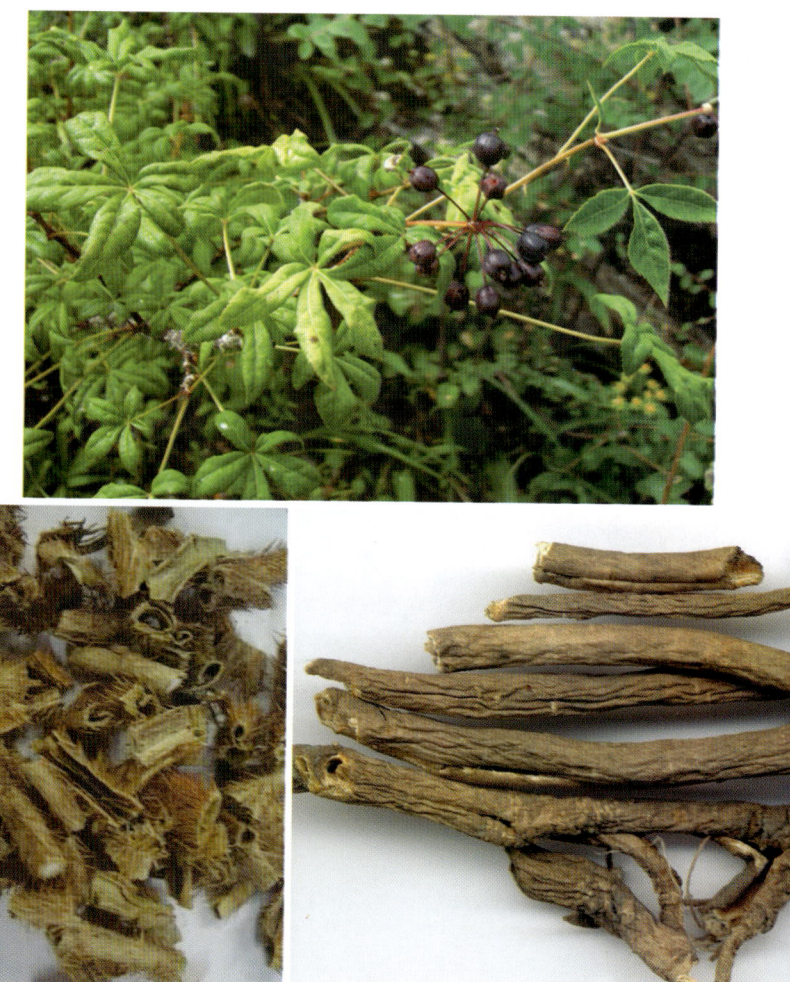

연근차

연근의 주성분은 녹말이고 정과나 조림 등에 사용된다. 조리할 때는 껍질을 벗기고 소금이나 식초를 탄 물에 잠깐 담가 떫은 맛을 제거해야 한다.

▶ 약재의 효능

자양강장·출혈·기침·염증·신경·원기회복·신경불안정·신경쇠약·불면증·눈 피로·코피·숙취해소에 좋다.

▶ 준비할 재료

연근 1/2뿌리 · 물 종이컵 2컵.

▶ 약차 만드는 방법

1. 연근을 깨끗이 씻어 물기를 제거한다.
2. ❶을 적당한 크기로 썬다.
3. 다관에 ❷를 담고 물을 붓고 끓인다.
4. 물이 끓으면 약한 불에 15분 정도 더 끓인다.

▶ 음용하는 방법

끼니 사이에 찻잔 1잔씩 하루에 2~3회 마시면 된다.

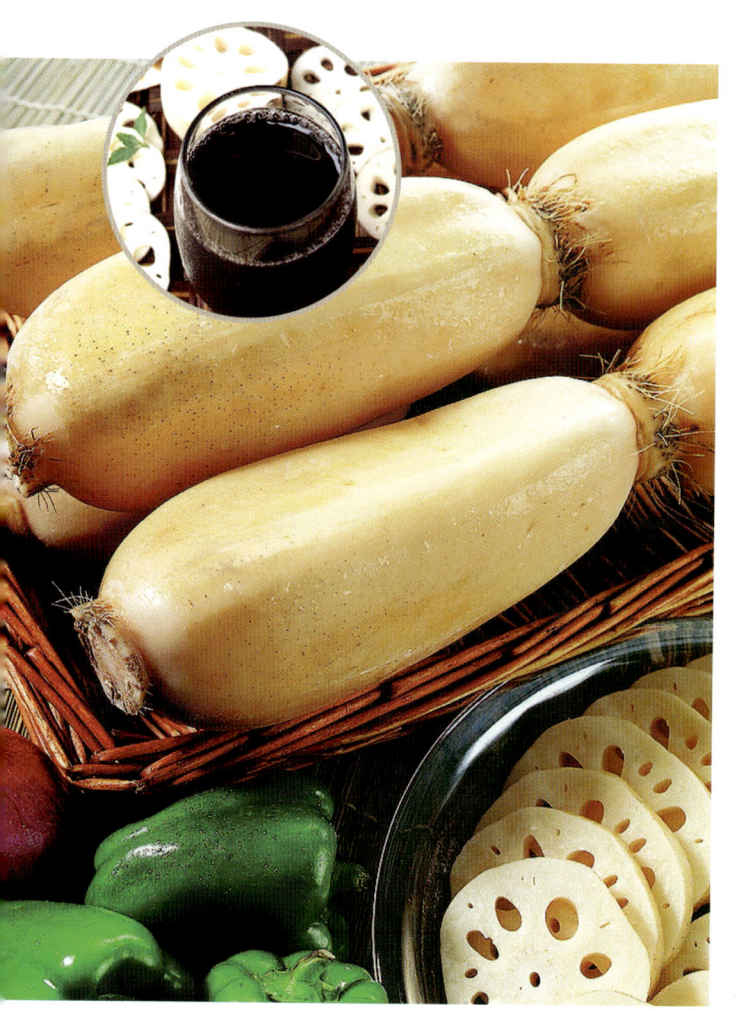

영지차

영지의 버섯갓과 버섯대 표면은 광택이 난다. 버섯갓은 반원이나 신장 또는 부채모양이고 동심형의 고리모양의 홈이 있다. 버섯갓은 누런빛 흰색에서 누런 갈색이나 붉은 갈색으로 변하고 오래되면 갈색으로 바뀐다.

▶ 약재의 효능
영지는 인삼차와 함께 건강장수 차의 대표로 장기복용하면 불로장생할 수 있다.

▶ 준비할 재료
잘게 썬 영지 10g · 끓는 물 종이컵 2컵.

▶ 약차 만드는 방법
1. 재료를 찻잔에 넣고 끓는 물을 붓는다.
2. 1~2분 정도 우려낸다.
3. ❷에서 건더기를 건져내면 된다. 삼탕까지 해야 한다.

▶ 음용하는 방법
끼니 사이에 찻잔 1잔씩 하루에 2~3회 마시면 된다.

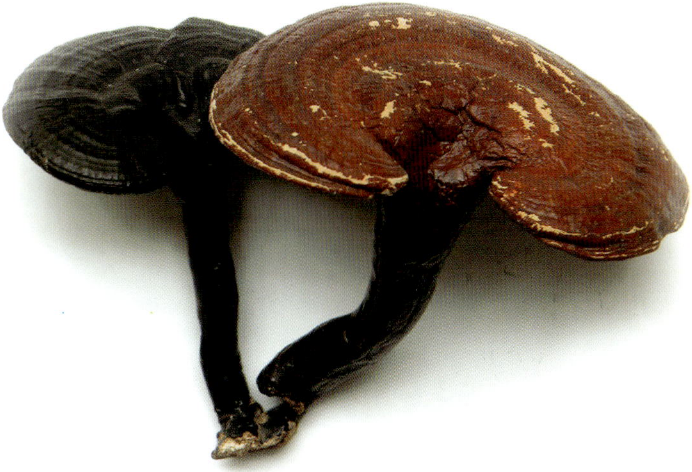

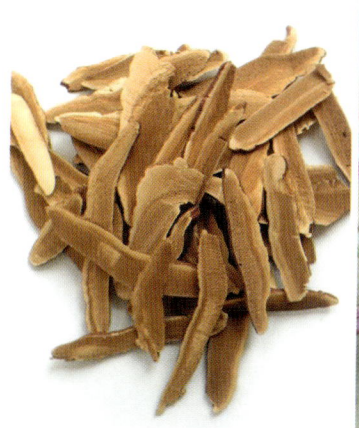
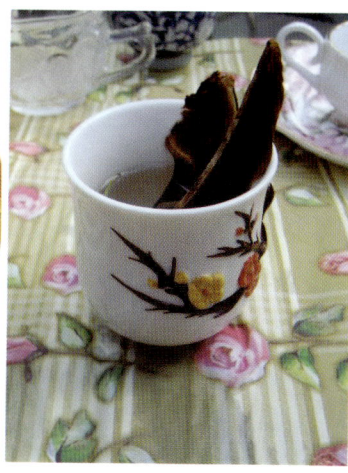

오미자차

오미자나무 열매는 공모양으로 붉은 빛깔을 띠고 있는데, 오미자라고 한다. 오미자는 단맛·신맛·매운 맛·짠맛·쓴맛 등이 있다고 해서 붙여진 이름이며 단맛과 신맛이 강하다.

▶ 약재의 효능
심장강화·혈압강하·면역력증진·강장·진해·기침·갈증·피로회복·해소·천식 등을 치료하는 데 효과적이다.

▶ 준비할 재료
말린 오미자 30g·물 종이컵 4컵.

▶ 약차 만드는 방법
1. 재료를 물에 넣어 하루를 우려낸다.
2. 다른 약차와 달리 끓이지 않는 것이 특징이다.

▶ 음용하는 방법
끼니 사이에 찻잔 1잔씩 하루에 2회 마시면 된다. 해수·홍역 초기·열이 있을 때는 삼가야 한다.

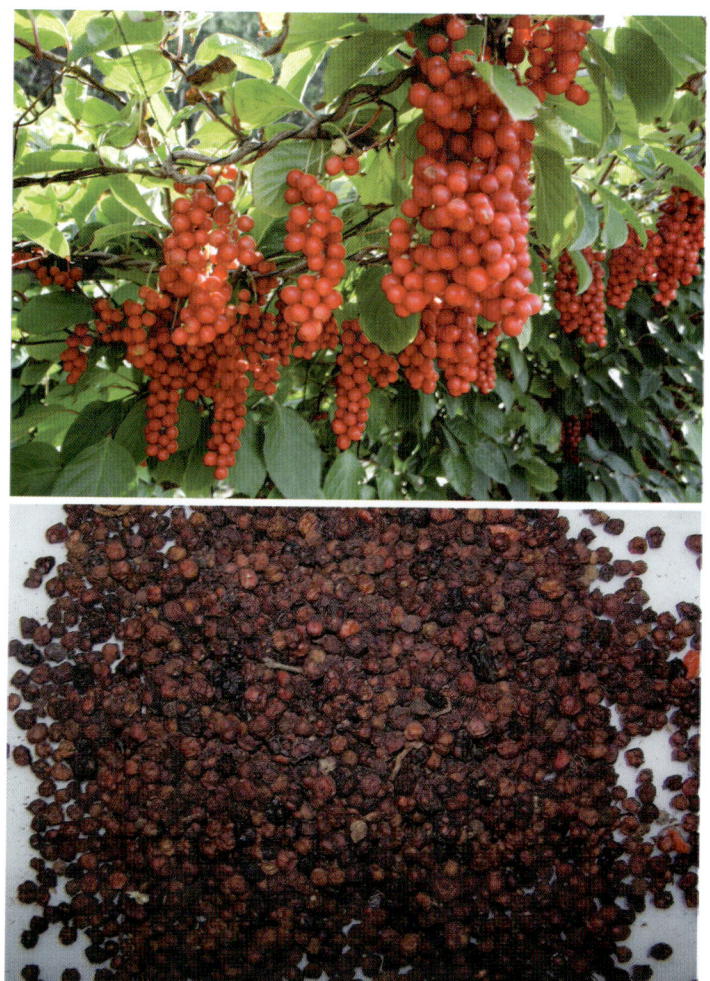

오수유정향차

오수유와 정향을 혼합해 만든 약차이다. 오수유는 운향과의 낙엽소교목인데, 9월에 녹갈색의 미숙과를 채취해 응달에서 말린 것을 오수유라고 한다. 정향은 도금양과의 상록소교목으로 꽃이 피기 전의 꽃봉오리를 채취해 응달에 말린 것을 정향이라고 한다.

▶ 약재의 효능

건위·구충·냉증성 요도염·오줌소태 등을 비롯해 손발이 냉할 때 좋다. 몸속에 쌓인 노폐물을 배출시켜준다.

▶ 준비할 재료

오수유 50g · 정향 40g · 물 종이컵 5컵.

▶ 약차 만드는 방법

1. 재료를 다관에 담고 물을 붓고 끓인다.
2. 물이 끓으면 약한 불에 40분을 더 끓인다.

▶ 음용하는 방법

끼니 사이에 찻잔 1잔씩 하루에 2회 마시면 된다.

▲ 오수유 ▼ 정향

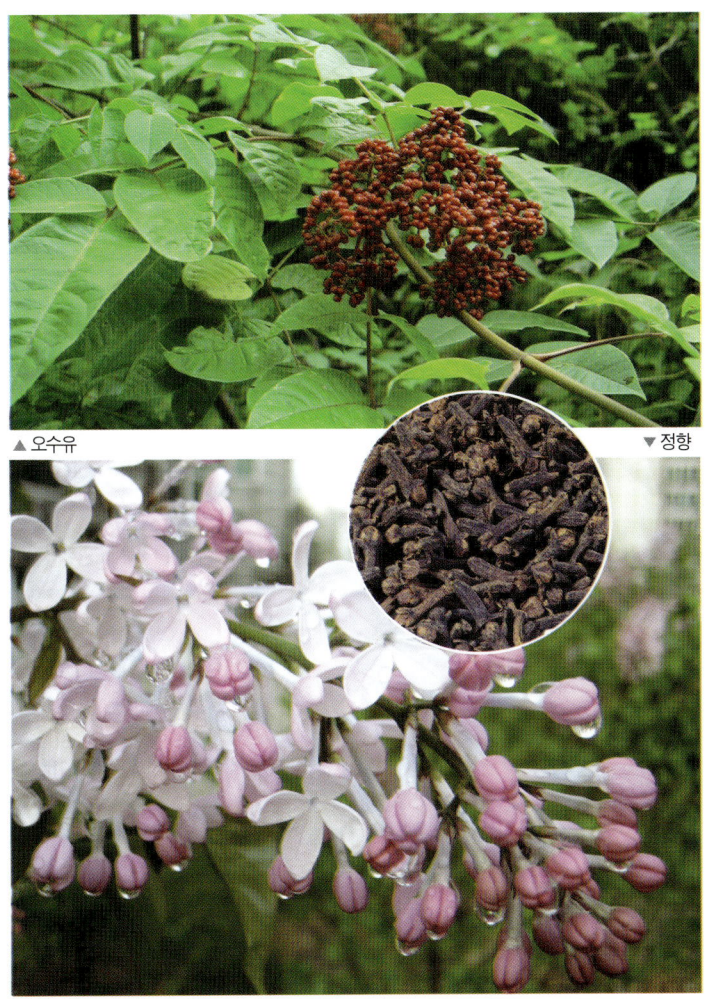

오이차

오이는 한해살이 덩굴식물이다. 열매는 장과로 원추형이며 어릴 때는 가시 같은 돌기가 있고 녹색에서 짙은 황갈색으로 익는다.

▶ 약재의 효능

오이즙액은 뜨거운 물에 데었을 때 바르고, 오이차는 피부미용과 황달에 매우 효과적이다. 껍질에는 비타민 C가 풍부하게 들어 있다.

▶ 준비할 재료

오이1개의 껍질 · 물 종이컵 2컵.

▶ 약차 만드는 방법

1. 오이를 깨끗이 씻어 껍질을 벗기고 그늘에서 말린다.
2. ❶을 다관에 담고 물을 붓고 끓인다.
3. 끓으면 약한 불로 30분 더 끓인다.

▶ 음용하는 방법

끼니 사이에 찻잔 1잔씩 하루에 2회 마시면 된다.

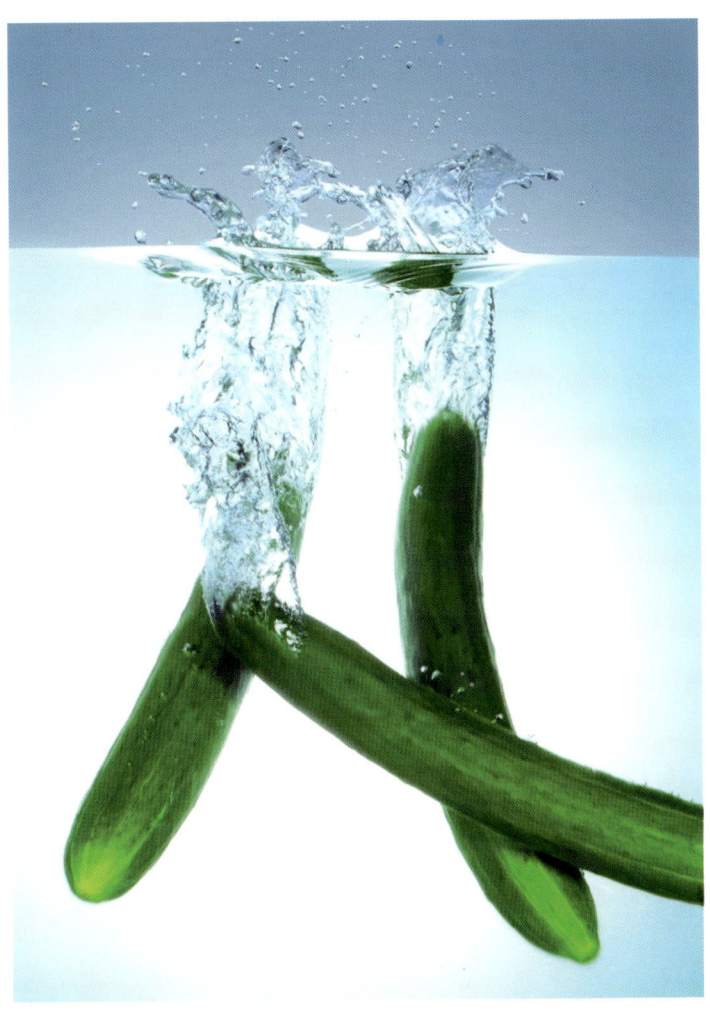

옥수수수염차

옥수수는 벼과의 옥수수속에 속하는 식용곡물이다. 줄기는 단단하고 속이 차 있다. 옥수수수염은 옥수수의 끝에 서로 엉켜 있는 가는 실로 윤기가 있고 색깔은 누런색을 띤 흰색이거나 붉은 갈색이다.

▶ 약재의 효능

부종·현기증·두통·황달 등에 좋고, 머리와 눈을 맑고 시원하게 해준다.

▶ 준비할 재료

말린 옥수수수염 20g · 물 종이컵 4컵.

▶ 약차 만드는 방법

1. 재료를 깨끗하게 씻어 물기를 제거한다.
2. ❶을 다관에 담고 물을 붓고 끓인다.
3. 물이 끓으면 약한 불에 40분 더 끓인다.

▶ 음용하는 방법

끼니 사이에 찻잔 2/3잔을 수시로 마시면 된다.

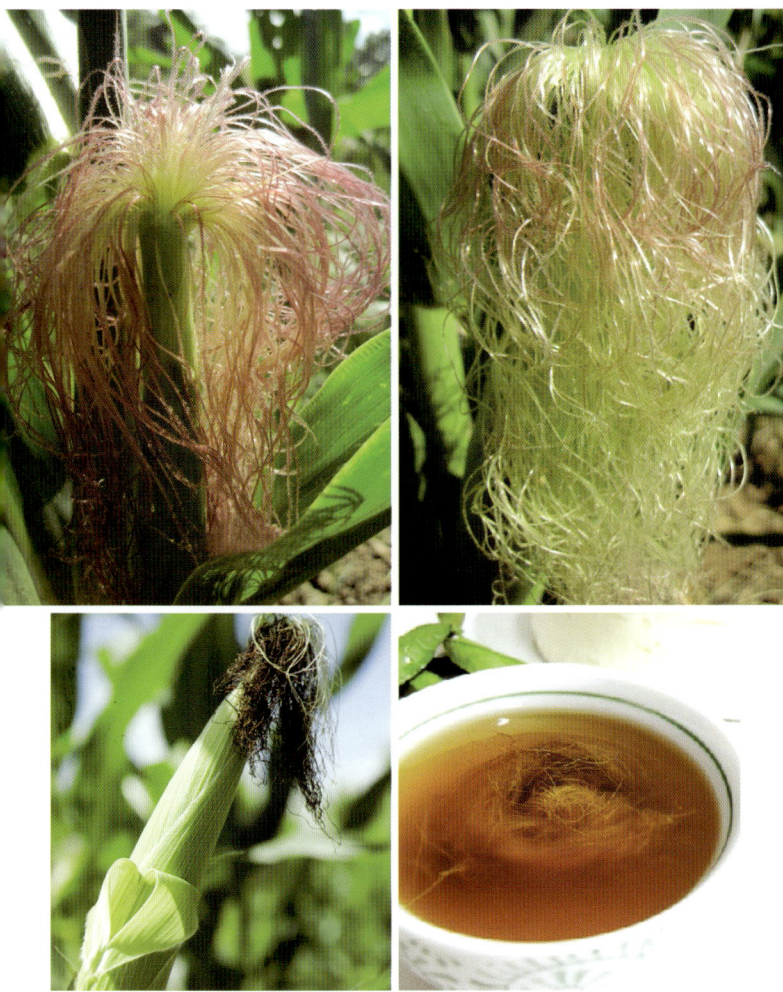

용안육차

용안이라는 열매는 공모양으로 황갈색을 띤다. 과육은 하얗고 즙이 많다. 용안육은 이 나무의 과육을 건조한 것으로 성질이 따뜻하고 맛이 달다.

▶ 약재의 효능

스트레스해소 · 신경쇠약 · 허약체질 · 빈혈 · 건만증 · 불면증 · 다몽증 · 강장 · 가슴 두근거림 등을 비롯해 심장이 약하거나 심인성으로 오는 질환에 좋다.

▶ 준비할 재료

용안육 20g · 대추 10g · 물 찻잔 10컵.

▶ 약차 만드는 방법

1. 재료를 다관에 담고 물을 붓고 끓인다.
2. ❶이 끓으면 중간 불에 물이 절반으로 줄 때까지 끓여준다.

▶ 음용하는 방법

끼니 사이에 찻잔 1잔씩 하루에 5회 마시면 된다. 동절기에는 따뜻하게 하절기에는 차갑게 하면 맛이 좋다.

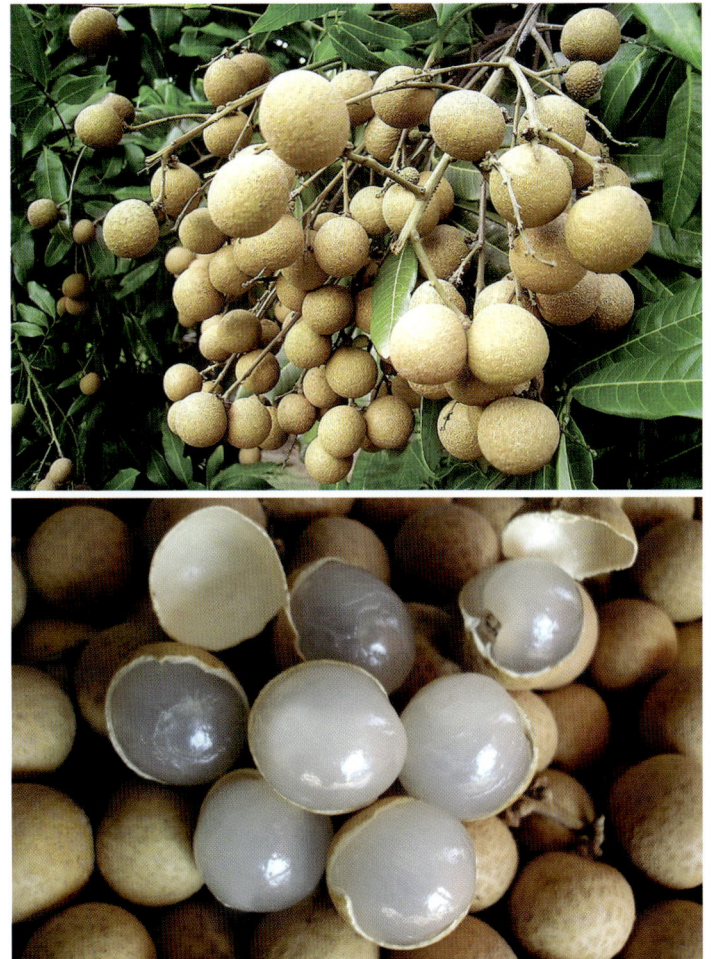

욱리인차

옥리인은 산앵두의 씨를 한방에서 이르는 말이다. 산앵두는 장미과의 낙엽관목으로 키가 1m 정도이고, 연한 홍색의 꽃은 5월에 피고, 떫은맛의 열매는 7~8월에 둥글고 붉게 익는다.

▶ 약재의 효능

치통·해열·이뇨·진통에 효과가 뛰어나다. 변비해소·체내 과잉수분 적체해소·오줌소태·부기에 좋다.

▶ 준비할 재료

욱리인 8g · 물 종이컵 3컵.

▶ 약차 만드는 방법

1. 재료를 용기에 담고 물을 붓고 끓인다.
2. ❶이 끓으면 약한 불에 7분을 더 끓인다.

▶ 음용하는 방법

공복에 찻잔 1잔씩 하루에 3회에 마시면 된다. 허약체질과 임신부는 복용을 삼가야 한다.

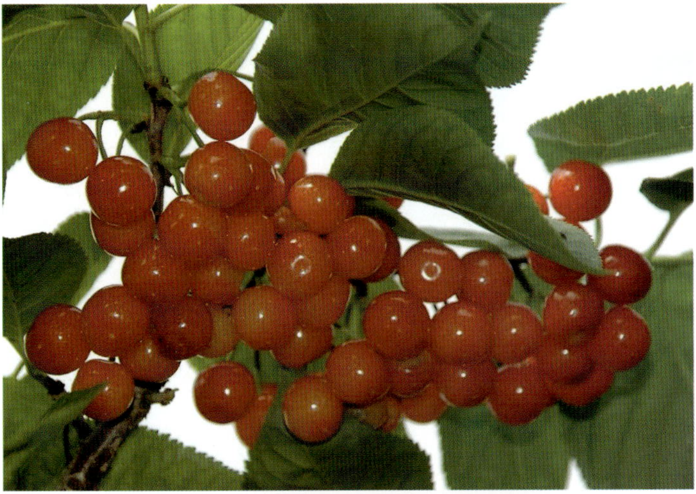

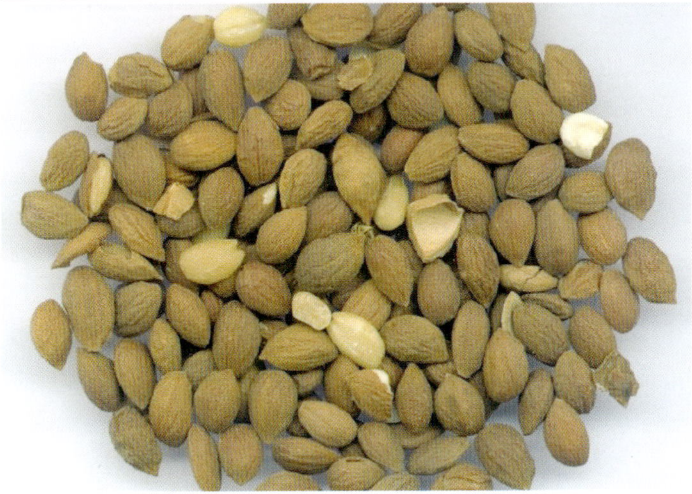

한국의 건강 약차 | 177

유근피차 참느릅나무뿌리껍질

참느릅나무는 나무껍질이 회갈색으로 비늘처럼 벗겨지고 잎은 2~5cm 길이로 느릅나무보다 작고 두껍다. 다른 느릅나무속 나무들과 달리 9월에 황갈색 꽃이 모여서 핀다.

▶ 약재의 효능
아토피 · 알레르기성 천식과 각종 코질환비염 · 독성제거 · 면역력강화 · 불면증 등에 효과가 있고 종기 · 고름 등을 비롯해 위궤양 · 십이지장궤양 등의 소화기질환에도 좋다.

▶ 준비할 재료
참느릅나무뿌리껍질유근피 20g · 물 종이컵 4컵.

▶ 약차 만드는 방법
1. 재료를 용기에 넣고 물을 붓고 끓인다.
2. ❶이 끓으면 약한 불에 30분 정도 더 끓인다.
3. ❷가 끈적끈적해지면 불을 끄면 된다.

▶ 음용하는 방법
끼니 사이에 찻잔 1잔씩 하루에 3번 마신다.

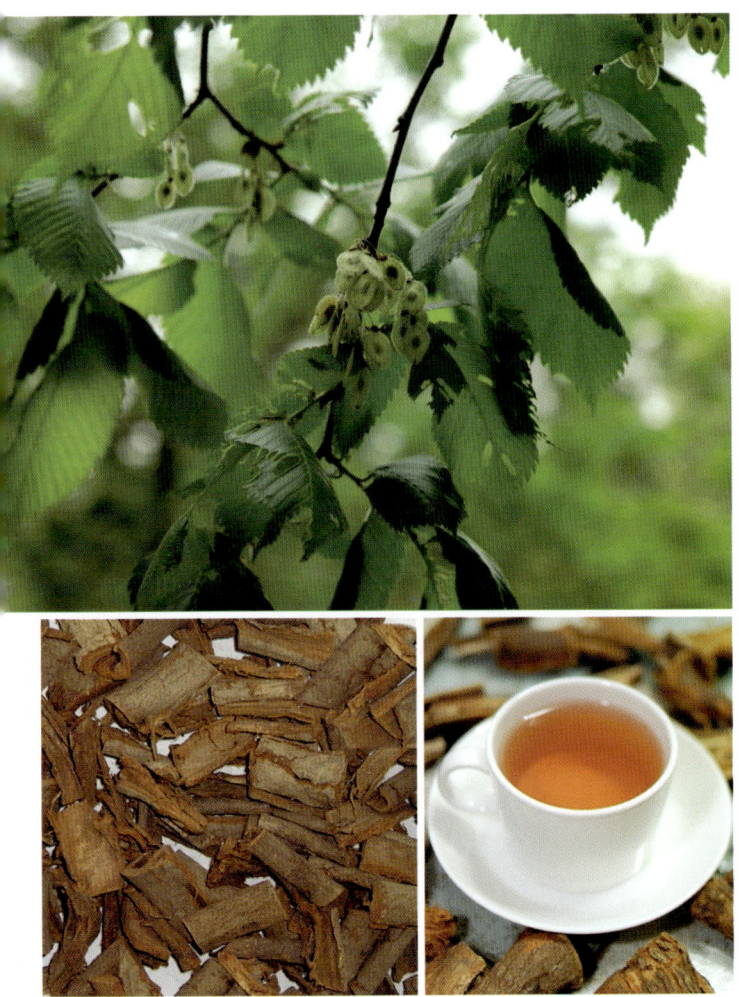

유자차

유자나무는 운향과의 상록관목으로 키가 4m 정도이며 꽃은 여름에 피고 열매는 12~2월에 둥글고 누렇게 익는다.

▶ 약재의 효능

감기 · 피부미용 · 원기회복 · 뇌혈관장애 · 해열 · 소염 · 진해작용 · 숙취해소 · 임산부 식욕증진 등에 좋다.

▶ 준비할 재료

유자 10개 · 설탕 1컵 · 물 1컵.

▶ 약차 만드는 방법

1. 용기에 설탕과 물을 붓고 설탕시럽을 완성시킨다.
2. 유자를 2㎝ 두께로 썰어둔다.
3. 주둥이가 넓은 용기에 2를 눌러 담고 1을 붓는다.
4. ❸의 주둥이를 밀봉하고 서늘한 곳에 20일 정도 두면 완성된다. 적당량을 끓는 물에 풀어서 마신다.

▶ 음용하는 방법

끼니 사이에 찻잔 1잔씩 수시로 마시면 된다.

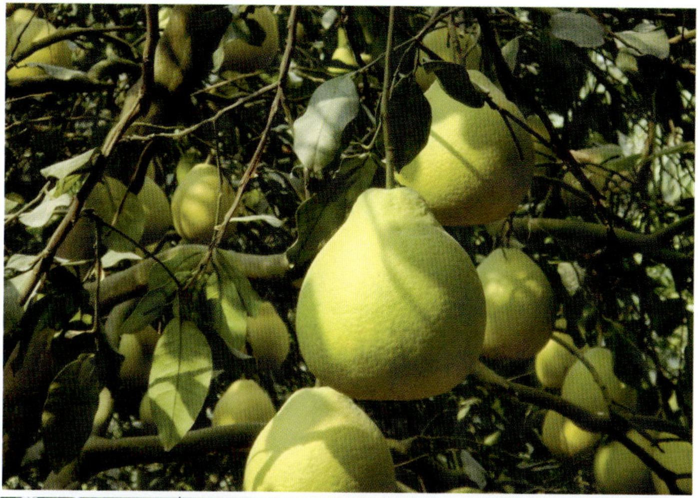

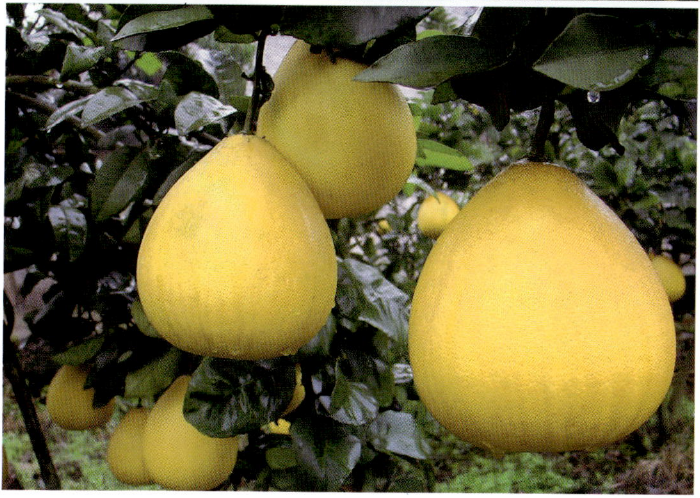

율무차

율무는 벼과의 한해살이풀로 키가 1~1.5m이고 줄기는 속이 딱딱하고 곧은 대에서 여러 개로 갈라진다. 꽃은 7월에 이삭꽃차례로 핀다.

▶ 약재의 효능

피부미용·부종·각기·건위·이뇨·진통·폐결핵·피로회복·신경통·류머티즘·방광결석·고혈압·당뇨·비만 등을 비롯해 체력강화에 좋다.

▶ 준비할 재료

율무 20~25g · 물 종이컵 3컵.

▶ 약차 만드는 법

1. 재료를 프라이팬에 넣어 약한 불에 볶는다.
2. ❶을 천 자루에 넣어 다관에 담고 물을 부어 끓인다.
3. ❷가 끓으면 약한 불에 15분 더 끓인다.

▶ 음용하는 방법

끼니 사이에 찻잔 1잔씩 수시로 마시면 된다.

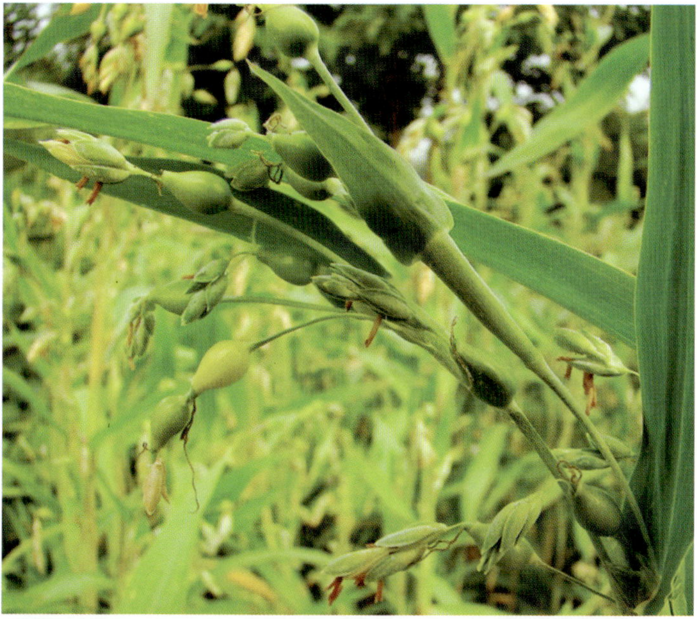

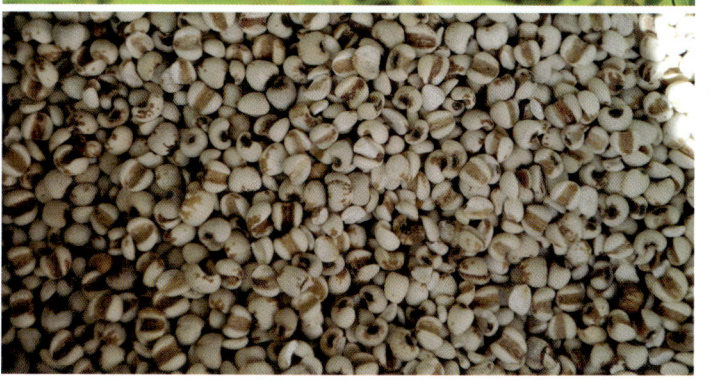

은행잎차

은행나무는 낙엽교목으로 높이가 6m 정도이고 잎은 부채모양으로 여러 개가 달린다. 암수가 각각 다르고 5월에 꽃이 피는데, 암꽃은 녹색이고 수꽃은 연노란색을 띤다. 열매는 핵과로 10월에 익는데, 이것이 은행이다.

▶ 약재의 효능
혈액순환개선·동맥경화·심장병·콜레스테롤저하·이질·복통·설사·탈모예방·폐기능강화·기침·가래·현기증·치매·성인병·이명·두통·기억력강화 등에 좋다.

▶ 준비할 재료
말린 푸른 은행잎 5장·물 종이컵 2컵.

▶ 약차 만드는 방법
1. 말린 은행잎을 얇게 썰어 다관에 담고 불을 부어 끓인다.
2. 끓으면 약한 불에 30분 정도 더 끓인다.

▶ 음용하는 방법
끼니 사이에 찻잔 1잔씩 하루에 1회 마시면 된다.

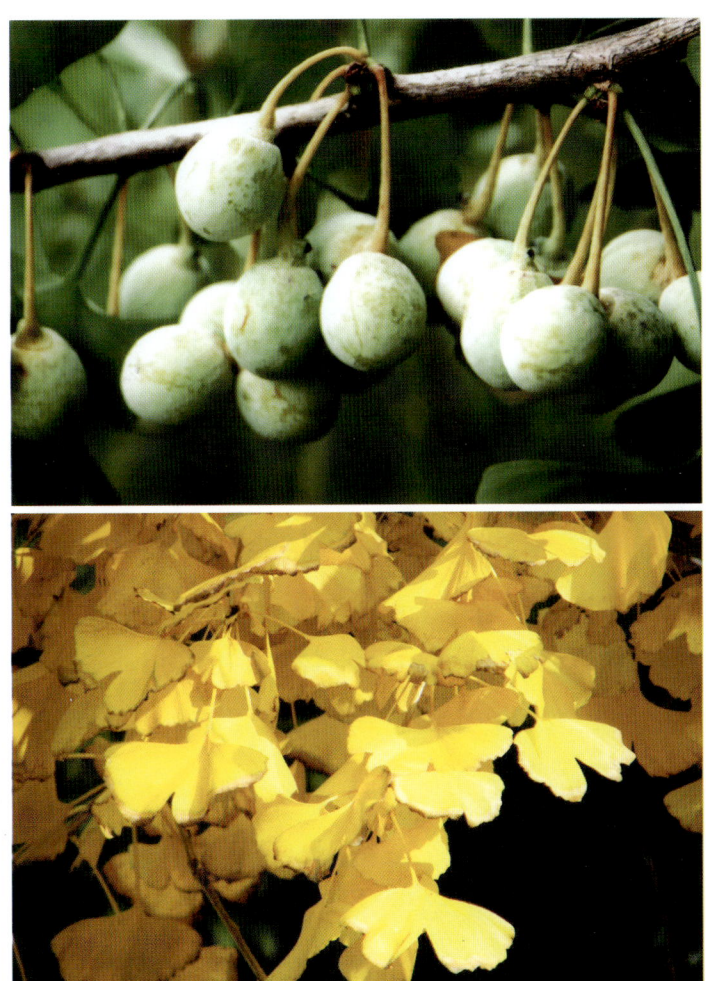

음양곽차

삼지구엽초는 다년생 풀로 키가 10~30㎝ 정도이고 1줄기에 3개의 가지가 생기며, 가지마다 각각 3개의 잎이 달린다고 삼지구엽초라고 부른다. 여름에서 가을 사이에 채취해 그늘에 말려 사용한다.

▶ 약재의 효능

근력강화 · 건망증 예방 · 혈압강하 · 혈당강하 · 보신 · 거풍 · 관절질환 · 류머티즘 · 이명 · 이뇨 · 발기부전 등에 좋다.

▶ 준비할 재료

말린 삼지구엽초 10g · 물 종이컵 4컵.

▶ 약차 만드는 방법

1. 재료를 다관에 담고 물을 부어 끓인다.
2. 끓으면 약한 불에 15분 더 끓인다.

▶ 음용하는 방법

끼니 전에 찻잔 1잔씩 하루 2~3회 마시면 된다. 음이 약하고 양이 강한 화기증상에는 삼가야 한다.

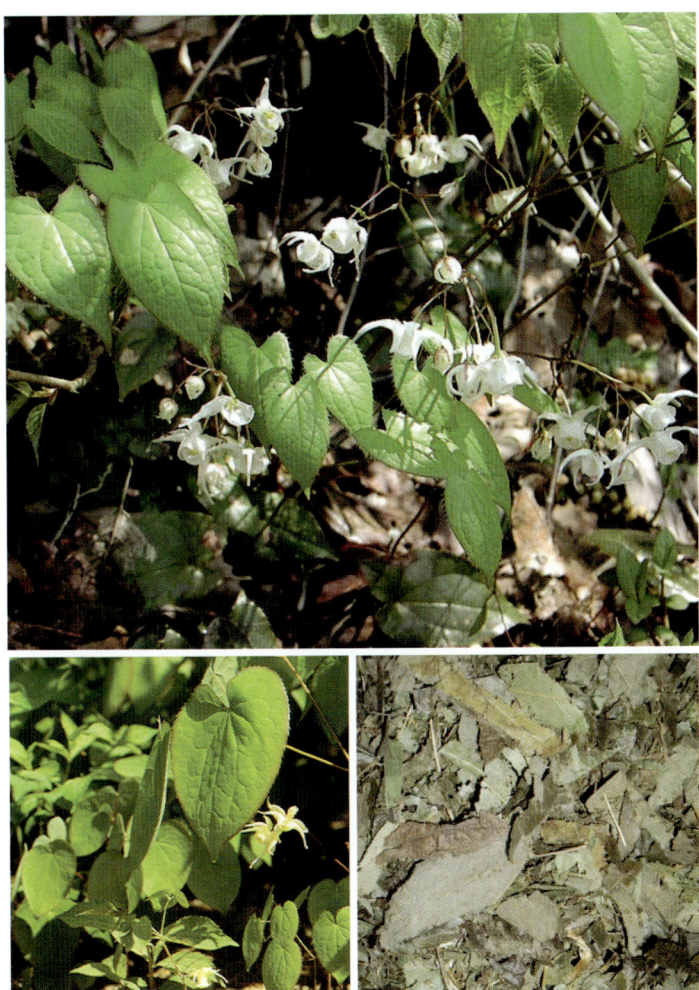

이질풀차

이질풀은 줄기가 옆으로 비스듬히 자라거나 기듯이 뻗는데, 길이가 50㎝ 정도이다. 손바닥모양의 잎은 마주나며 앞뒷면에 검은색 무늬와 털이 있다.

▶ 약재의 효능

설사 · 이질 · 변비예방 · 수렴작용 · 살균작용 · 대장염 · 설사 · 건위정장 · 위궤양 · 십이지장궤양 · 소염 · 지혈작용에 좋다.

▶ 준비할 재료

뿌리를 제외한 마른 이질풀 10~15g · 물 종이컵 4컵.

▶ 약차 만드는 방법

1. 말린 재료를 잘게 썰어 보관한다.
2. ❶를 다관에 담고 물을 부어 끓인다.
3. ❷가 끓으면 약한 불에 20분을 더 끓인다.

▶ 음용하는 방법

끼니 사이에 찻잔 1잔씩 하루 3~4회 뜨겁게 마시면 된다.

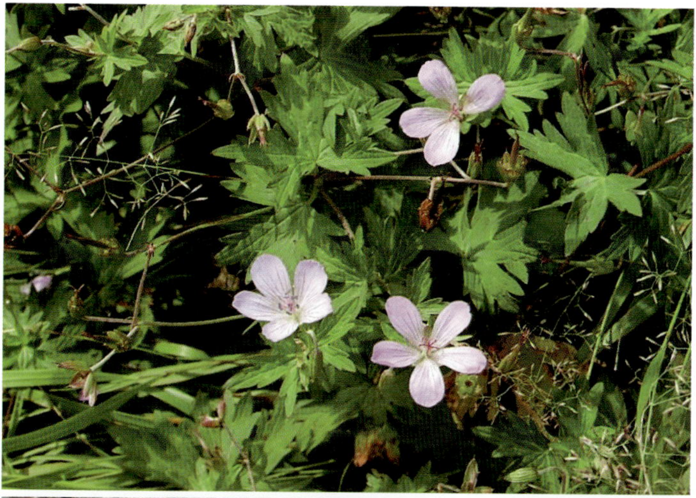

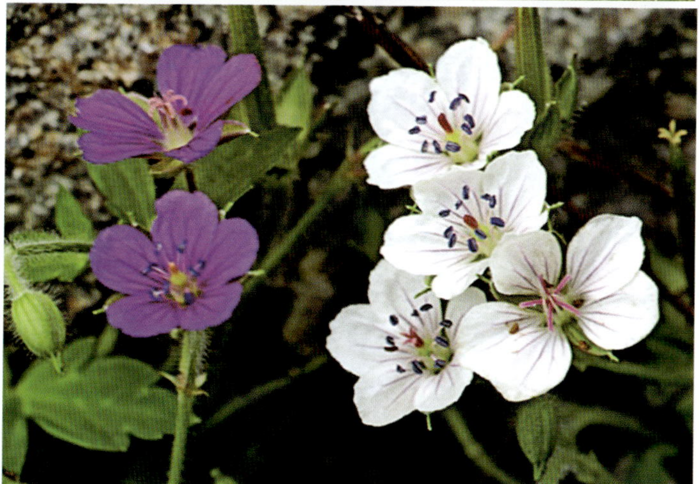

한국의 건강 약차 | 189

인동덩굴차

인동과의 반상록 덩굴성 관목으로 산야의 숲가나 구릉지에서 자란다. 줄기는 오른쪽으로 감고 올라가는데, 길이가 3m 정도이다. 꽃은 6~7월경 피는데, 처음 흰색에서 곧바로 노란색으로 변한다.

▶ 약재의 효능
열강하 · 어혈 · 부스럼 · 악창 · 옴 · 이질 · 위암 · 대장염 · 위궤양 · 편도염 · 결막염 · 소갈증 등에 효과가 있다.

▶ 준비할 재료
말린 꽃 10g · 물 종이컵 4컵.

▶ 약차 만드는 방법
1. 재료를 다관에 담고 물을 부어 끓인다.
3. ❷가 끓으면 약한 불에 20분 더 끓인다.

▶ 음용하는 방법
끼니 사이에 찻잔 1잔씩 하루 2~3잔 마시면 된다. 비위가 약하거나 체력이 약할 때는 삼가야 한다.

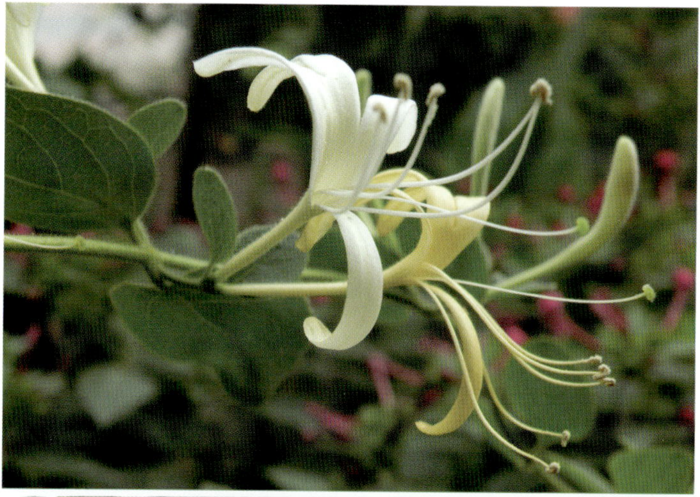

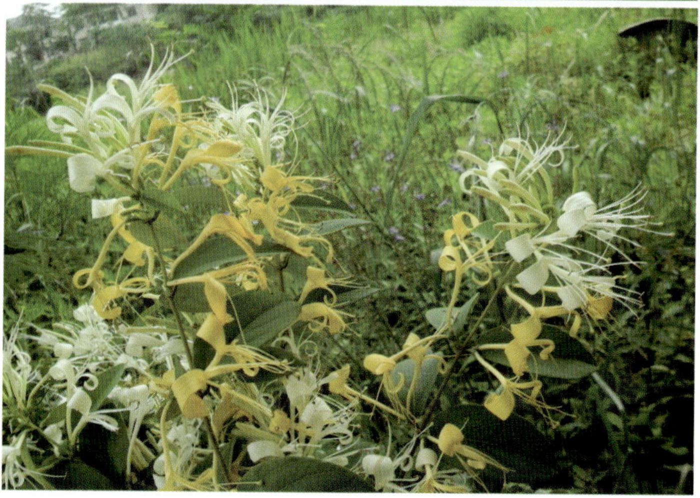

익모초차

익모초는 쌍떡잎식물 통화식물목 꿀풀과의 두해살이풀인데, 육모초라고도 한다. 줄기의 키가 1m이고 가지는 갈라진다. 줄기는 흰빛을 띤 녹색이고 흰 털이 있다. 잎은 마주나고 꽃은 7~8월에 연한 붉은 자주색으로 핀다.

▶ 약재의 효능

여름철 식욕증진·월경불순·아랫배 통증·산후지혈 등을 비롯해 혈압강하·이뇨·진통작용·지혈 등에 효과가 좋다.

▶ 준비할 재료

말린 익모초 60g · 물 종이컵 2컵.

▶ 약차 만드는 방법

1. 재료를 다관에 담고 물을 부어 끓인다.
3. ❷가 끓으면 약한 불에 30분 더 끓인다.

▶ 음용하는 방법

끼니 후 찻잔 1잔씩 하루 1~2회 마시면 된다. 복용 후에 배를 따뜻하게 해야만 된다.

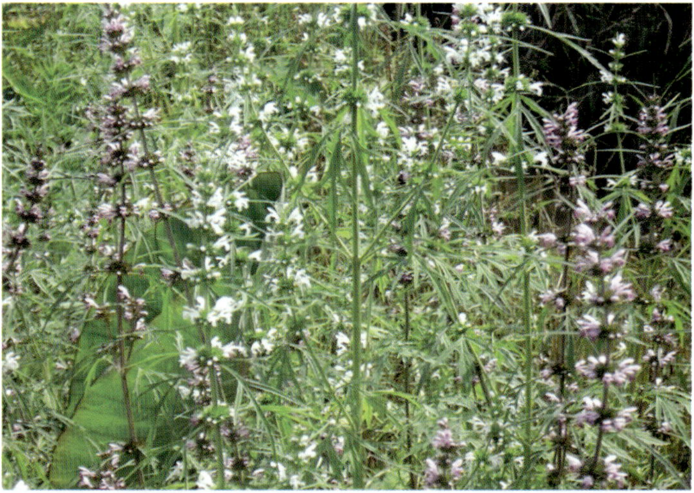

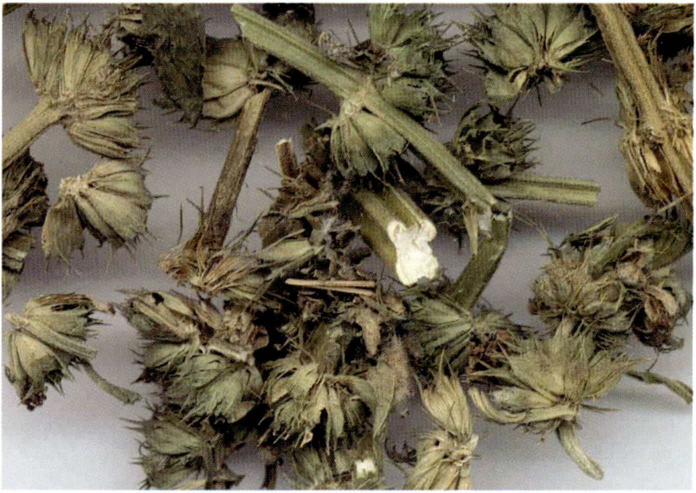

인삼차

인삼은 쌍떡잎식물 산형화목 두릅나무과의 여러해살이풀이다. 뿌리에 사포닌 성분이 풍부하게 들어있다.

▶ 약재의 효능

혈액순환 개선 · 면역력회복 · 항암작용 · 피부노화방지 · 빈혈 · 저혈압 · 냉증 · 감기 · 위장병 · 당뇨병 · 병후회복 등에 뛰어난 효과가 있다.

▶ 준비할 재료

건삼 3g · 물 종이컵 3컵.

▶ 약차 만드는 방법

1. 재료를 깨끗이 씻어 물기를 제거한 다음 잘게 썬다.
2. ❶을 다관에 담고 물을 붓고 끓인다.
3. ❷가 끓으면 약한 불에 물이 반으로 줄 때까지 끓인다.

▶ 음용하는 방법

끼니 사이에 찻잔 1잔씩 하루에 3회 마시면 된다. 고혈압이 있으면 전문의사와 상담하고 금속용기를 금한다.

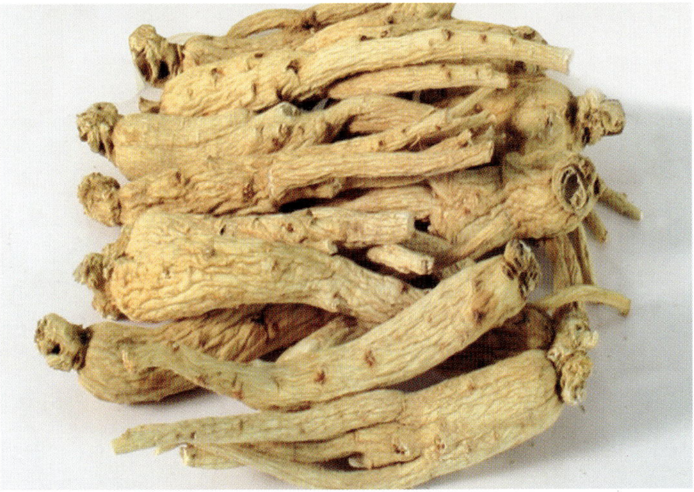

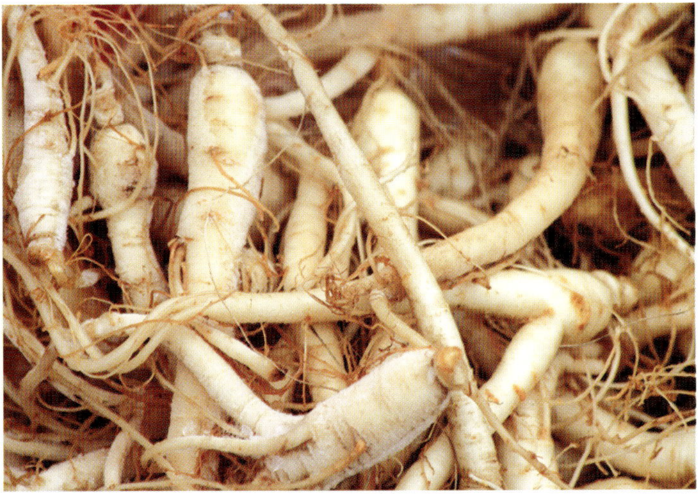

한국의 건강 약차 | 195

인진쑥차

국화과의 여러해살이풀로 개울가 모래땅에서 자란다. 키가 30~100㎝이고 잎은 어긋나며 꽃이 피지 않는 가지에 뭉쳐서 난다. 초가을에 노란색 꽃이 핀다.

▶ 약재의 효능

만성위염 · 변비 · 복통 · 요통 · 천식 · 만성간염 · 구내염 · 황달 · 간장병 · 염증 등에 효과가 좋다.

▶ 준비할 재료

말린 인진쑥 8~16g · 물 종이컵 3컵.

▶ 약차 만드는 방법

1. 재료를 적당한 크기로 썰어 다관에 담고 물을 붓고 끓인다.
2. ❶이 끓으면 약한 불에 30분~1시간 더 끓이면 된다.

▶ 음용하는 방법

끼니 사이에 찻잔 2/3잔씩 하루에 1~2회 마시면 된다. 성질이 차서 냉하고 설사가 잦거나, 땀이 많고 오한이 있을 때는 마시지 말아야 한다.

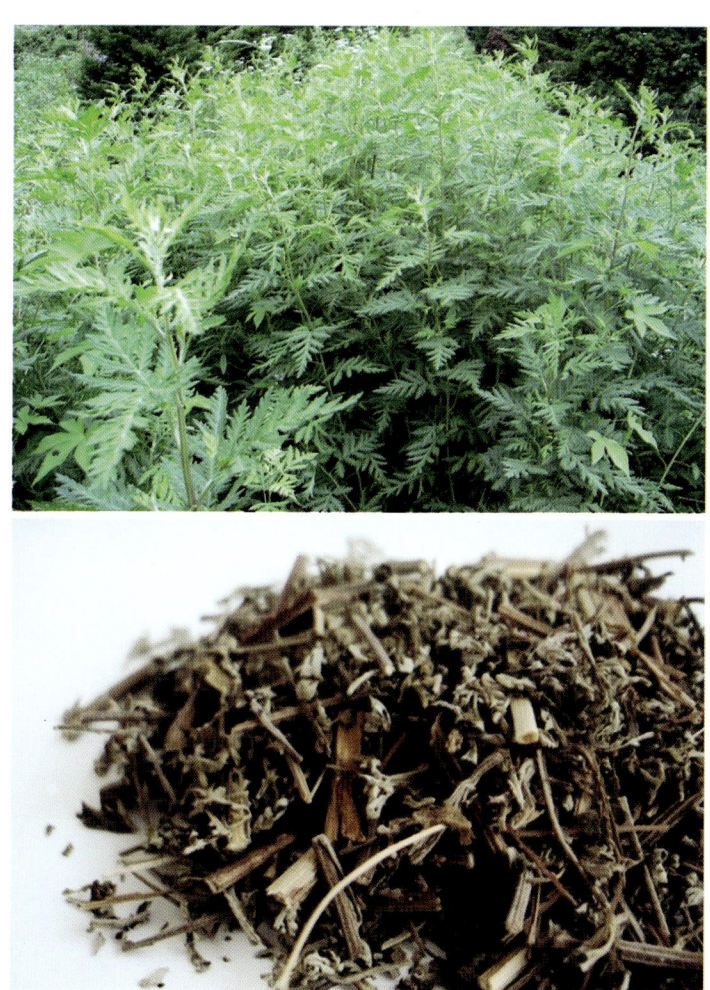

잣차

잣나무는 키가 30m까지 자라고 줄기의 지름이 1m 정도가 된다. 잣은 솔방울처럼 생긴 구과에 들어 있다. 씨앗 속의 흰 배젖은 향기와 맛이 좋다.

▶ 약재의 효능
혈액부족으로 가슴이 두근거리거나 식은땀 · 불면증 · 변비증 · 비만치료 · 콜레스테롤예방 등에 효과가 좋다.

▶ 준비할 재료
잣 15g · 끓는 물 종이컵 2컵.

▶ 약차 만드는 방법
1. 재료를 프라이팬에 넣어 노릇하게 볶는다.
2. ❶을 절구에 넣고 살짝 찧는다.
3. ❷를 찻잔에 1큰술을 담는다.
4. ❸에 끓는 물을 붓고 5분 정도 우려내면 된다.

▶ 음용하는 방법
끼니 사이에 찻잔 1잔씩 하루에 1~2회 마시면 된다.

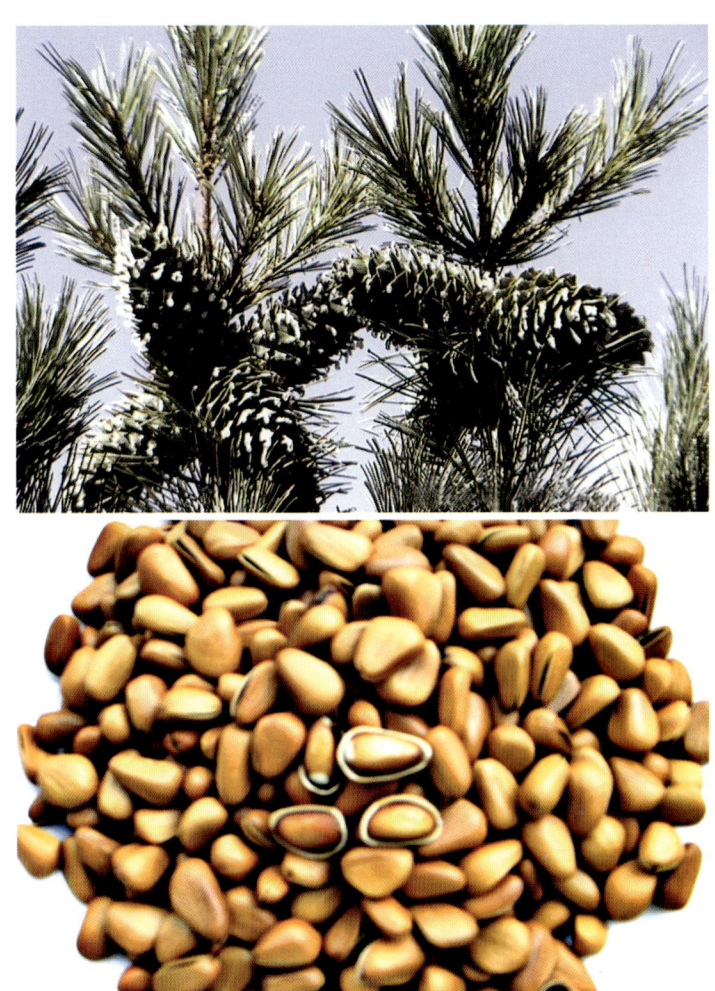

죽엽차

죽엽은 대나무 잎으로 대나무는 벼과 대나무아과의 상록성목본이다. 무성한 잎은 납작하고 길쭉하며, 가지에 달리기도 하고 어린 줄기에서 직접 달리기도 한다.

▶ 약재의 효능

갈증해소 · 구취해소 · 숙취해소 · 해열 · 이뇨작용 · 시력강화 · 고혈압 · 간염 · 심장병 · 안면홍조증 등에 효과가 좋다.

▶ 준비할 재료

말린 죽엽 4g · 말린 검정콩 4g · 말린 도라지 4g · 말린 오미자 2g · 생강 3쪽 · 물 종이컵 2컵.

▶ 약차 만드는 방법

1. 준비한 재료를 깨끗이 씻어 물기를 제거한다.
2. ❶을 다관에 담고 물을 붓고 끓인다.
3. ❷가 끓으면 약한 불에 30분~1시간 더 끓인다.

▶ 음용하는 방법

식후에 찻잔 1잔씩 하루에 2~3회 3~4일 마시면 된다.

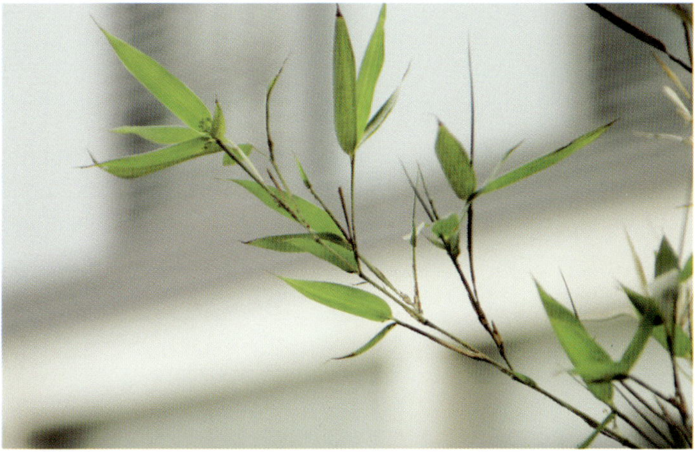

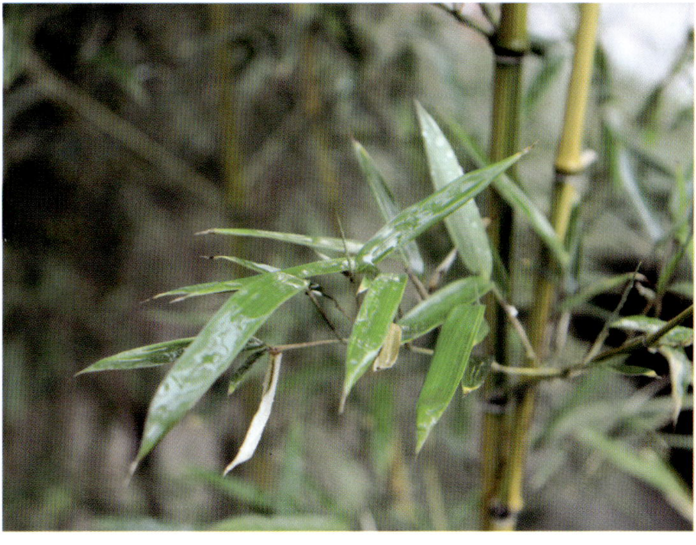

진피차

진피란 귤껍질을 말린 한방약재이다. 귤나무는 상록성소교목으로 키가 3~5m이고 가지가 퍼지며 가시가 없다. 귤나무 열매인 귤은 편구형이고 황적색이다. 진피는 오래 묵을수록 좋은데, 색이 붉으면 홍피라고도 한다.

▶ 약재의 효능

구역질 · 갈증 · 기침증상 · 복부팽만 · 트림 · 소화불량 · 헛배 · 나른한 증상 · 묽은 대변 · 해수 · 가래제거 · 이뇨작용에 효과가 있다.

▶ 준비할 재료

진피 20g · 물 종이컵 2컵.

▶ 약차 만드는 방법

1. 재료를 다관에 담고 물을 부어 끓인다.
2. ❶이 끓으면 약한 불에 30분 더 끓인다.

▶ 음용하는 방법

끼니 사이에 찻잔 1잔씩 하루에 2~3회 마시면 된다.

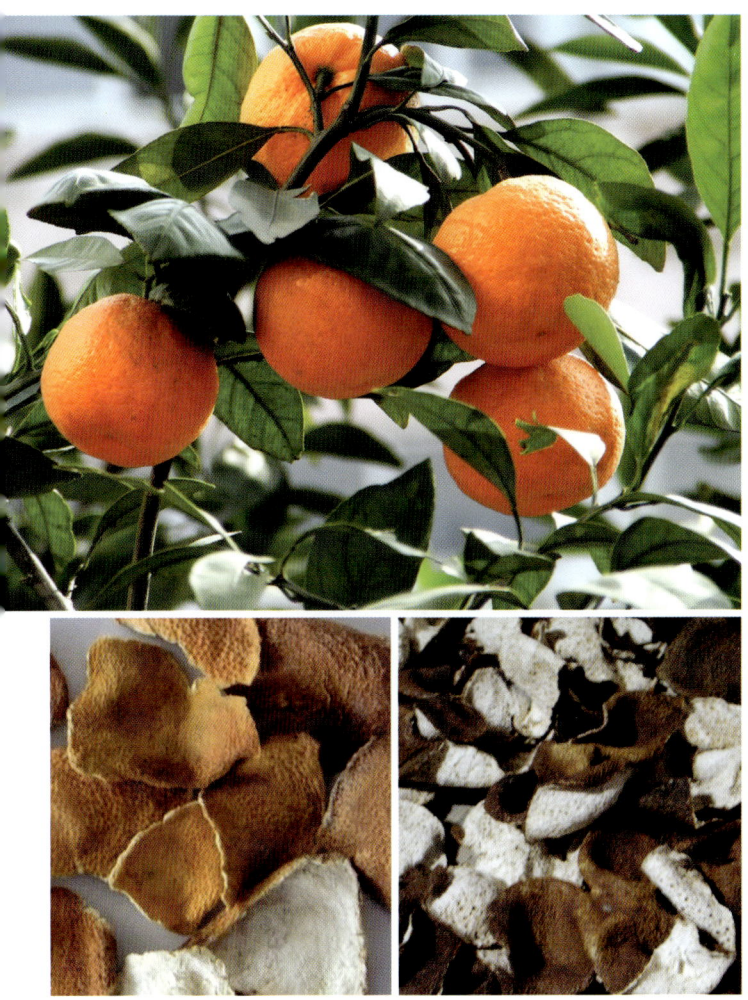

차조기차

차조기는 꿀풀과의 한해살이풀로 키가 30~60cm이며 여름에는 잎과 줄기를, 가을에는 열매와 뿌리를 채취한다. 들깨와 비슷하지만 줄기와 잎이 자주색을 띠고 독특한 향이 난다.

▶ 약재의 효능

건위 · 노이로제해소 · 콜레스테롤제거 · 발육촉진 · 초기 감기 · 거담 · 야맹증 · 피부미용 등에 효과가 좋다.

▶ 준비할 재료

말린 차조기 잎 20g · 물 종이컵 3컵.

▶ 약차 만드는 방법

1. 재료를 깨끗이 씻어 물기를 제거한다.
2. ❶을 다관에 담고 물을 붓고 끓인다.
3. ❷가 끓으면 약한 불에 30분 더 끓인다.

▶ 음용하는 방법

끼니 사이에 찻잔 1잔씩 하루에 3회 마시면 된다.

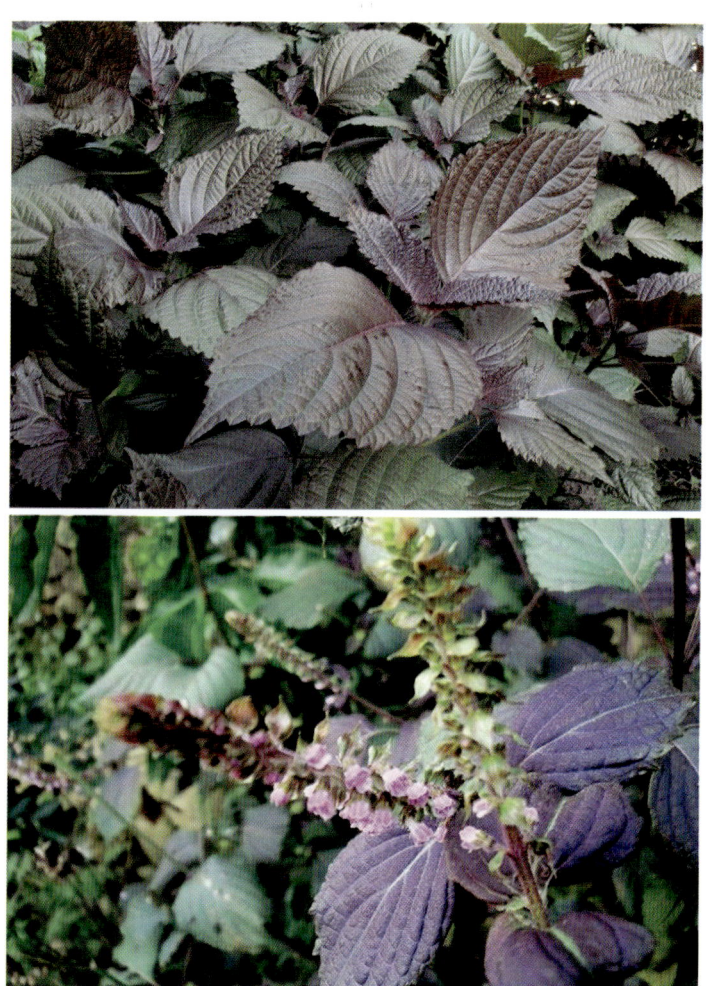

참깨차

참깨나무는 한해살이풀로 키가 60~120㎝이고, 5~6월에 흰색이나 분홍색 바탕에 자주색 점이 있는 대롱모양의 꽃이 핀다. 열매는 9~10월에 익는다.

▶ 약재의 효능

허약체질 · 빈혈 · 변비해소 · 노화방지 · 간기능향상 · 위장보호 · 동맥경화 · 심장병예방과 모유를 잘 나오게 해준다.

▶ 준비할 재료

참깨 500g · 소금 약간.

▶ 약차 만드는 방법

1. 재료를 프라이팬에 넣고 볶는다.
2. ❶을 곱게 갈아서 소금을 친다.
3. ❷를 1큰 술 떠서 찻잔에 담는다.
4. ❸에 끓는 물을 붓고 잘 저으면 된다.

음용하는 방법

끼니 사이에 찻잔 1잔씩 하루에 1~2회 마시면 된다.

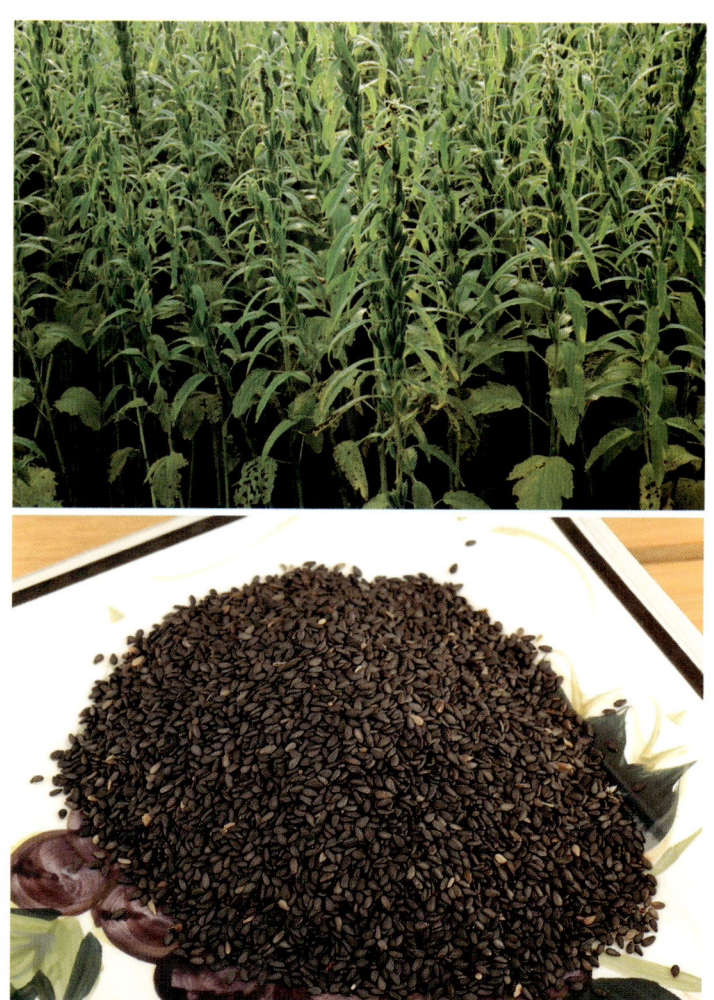

치자차

치자는 양끝이 뾰족한 6각형의 열매다. 9월경 꽃받침조각이 붙은 채 황홍색으로 익는다. 열매 말린 것을 치자 또는 산치자라고 부른다.

▶ 약재의 효능
소갈증 · 해열 · 소염작용 · 불면증 · 결막염 · 토혈 · 코피 · 인후염 등을 비롯해 위와 대장 · 소장의 열을 내려준다.

▶ 준비할 재료
말린 치자 30g · 물 종이컵 3컵.

▶ 약차 만드는 방법
1. 재료를 다관에 담고 물을 부어 끓인다.
2. ❶이 끓으면 약한 불에 30분을 더 끓인다.

▶ 음용하는 방법
식후에 찻잔 1잔씩 하루에 3~5회 나누어 마시면 된다.
성질이 차기 때문에 설사를 하면 삼가야 한다. 몸이 차면 치자차를 3분 정도 입에 머금었다가 뱉어내면 된다.

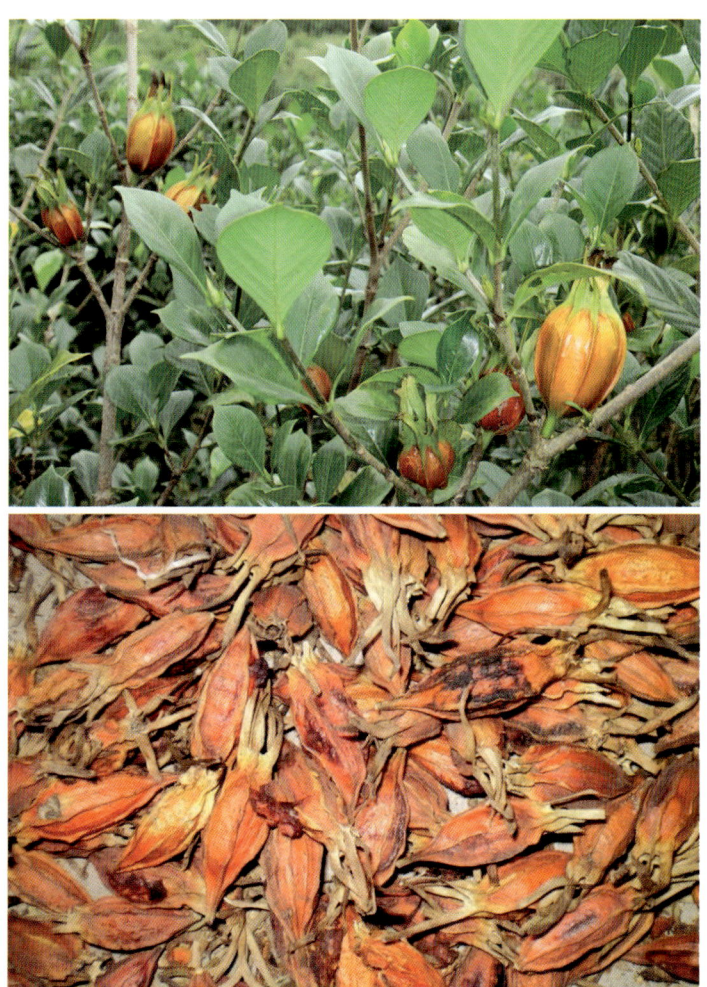

토사자차

토사자는 메꽃과에 속하는 한해살이 덩굴성식물인 새삼의 씨앗이다. 새삼은 칡이나 쑥 등에 기생해 양분을 흡수하기 때문에 뿌리가 없고 엽록소도 없다.

▶ 약재의 효능

불임치료 · 정력강화 · 시력강화 · 신장기능증진 · 골다공증 · 허리와 무릎 통증 · 오줌소태 · 설사 · 당뇨 등에 좋다.

▶ 준비할 재료

토사자 10g · 끓는 물 종이컵 2컵.

▶ 약차 만드는 방법

1. 재료를 깨끗이 씻어 물기를 제거한다.
2. ❶을 절구에 넣고 찧는다.
3. ❷를 다관에 담는다.
4. ❸에 끓는 물을 붓고 2~3분 우려내면 된다.

▶ 음용하는 방법

식전에 찻잔 1잔씩 하루에 3번 마시면 된다.

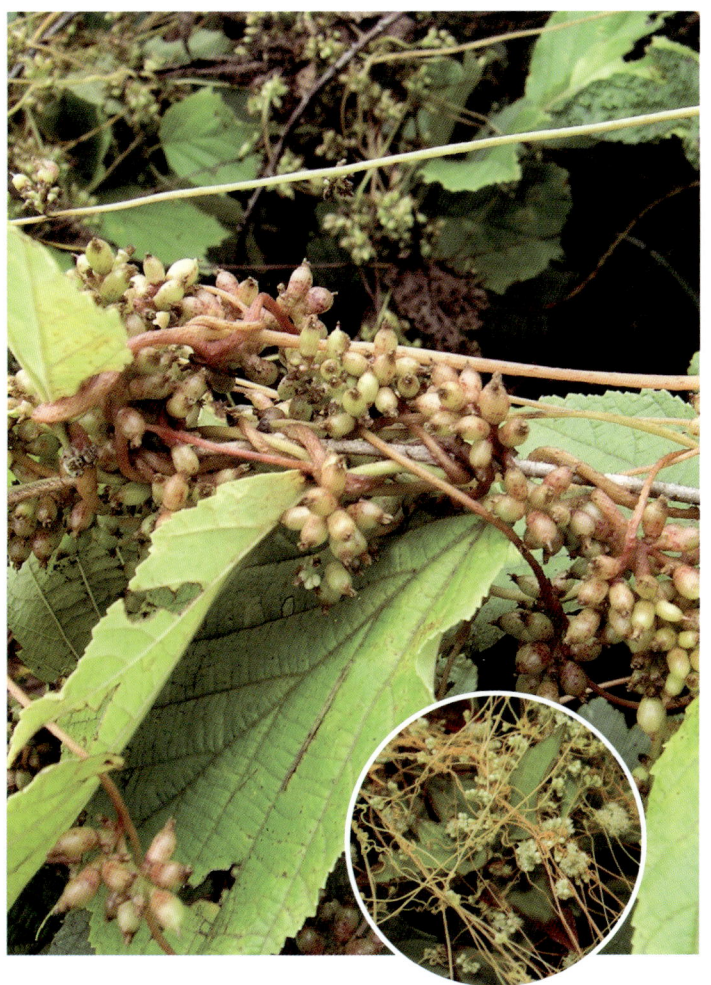

파뿌리차

파는 외떡잎식물인 백합과의 다년생풀로 키가 60㎝ 정도 자란다. 비늘줄기는 약간 길고 볼록하며 수염뿌리가 달린다. 잎은 2줄로 달리고 속은 텅 비어 있다. 잎은 날로 먹거나 양념으로 사용한다. 파의 하얀 줄기 말린 것을 총백이라고 하는데, 한약재로 활용된다.

▶ 약재의 효능
파뿌리는 항균작용이 뛰어나 감기예방이나 초기 감기에 좋고 기침과 가래를 삭이는 데 효과가 뛰어나다

▶ 준비할 재료
파뿌리 3개 · 꿀 약간.

▶ 약차 만드는 방법
1. 재료를 냄비에 담고 물을 부어 끓인다.
2. ❶이 끓으면 약한 불에 20분 더 끓인다.

▶ 음용하는 방법
아침, 저녁 식후에 찻잔 1잔씩 하루에 2회 마시면 된다.

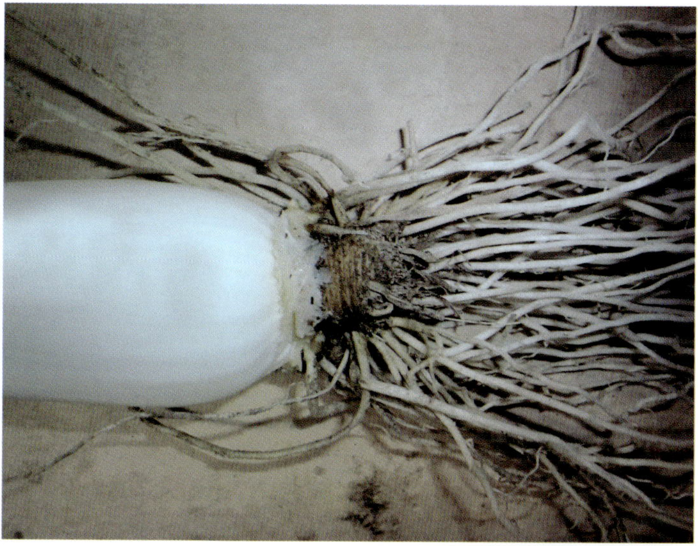

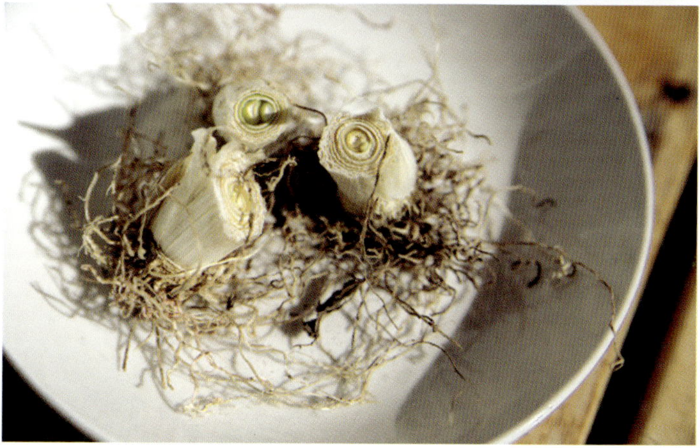

한국의 건강 약차 | 213

포공영차

포공영은 민들레를 말린 것으로 한약재로 사용된다. 민들레는 국화과의 다년생풀로 이른 봄, 뿌리에서 나온 잎이 날개깃처럼 갈라져 땅 위에서 옆으로 퍼진다. 이른 봄에 어린잎과 줄기를 나물로 먹는다.

▶ 약재의 효능

위염 · 위궤양 · 지방간 · 변비 · 모유부족 · 신경통 · 만성장염 · 기관지염 · 편도선염 · 식중독 · 담낭염 등에 좋다.

▶ 준비할 재료

포공영 15g · 끓는 물 종이컵 3컵.

▶ 약차 만드는 방법

1. 재료를 다관에 담고 끓는 물을 붓는다.
2. 2~3분 동안 우려낸다.

▶ 음용하는 방법

끼니 사이에 찻잔 1잔씩 하루에 2~3회 마시면 된다. 성질이 차서 몸이 찬 사람은 장복하지 말아야 한다.

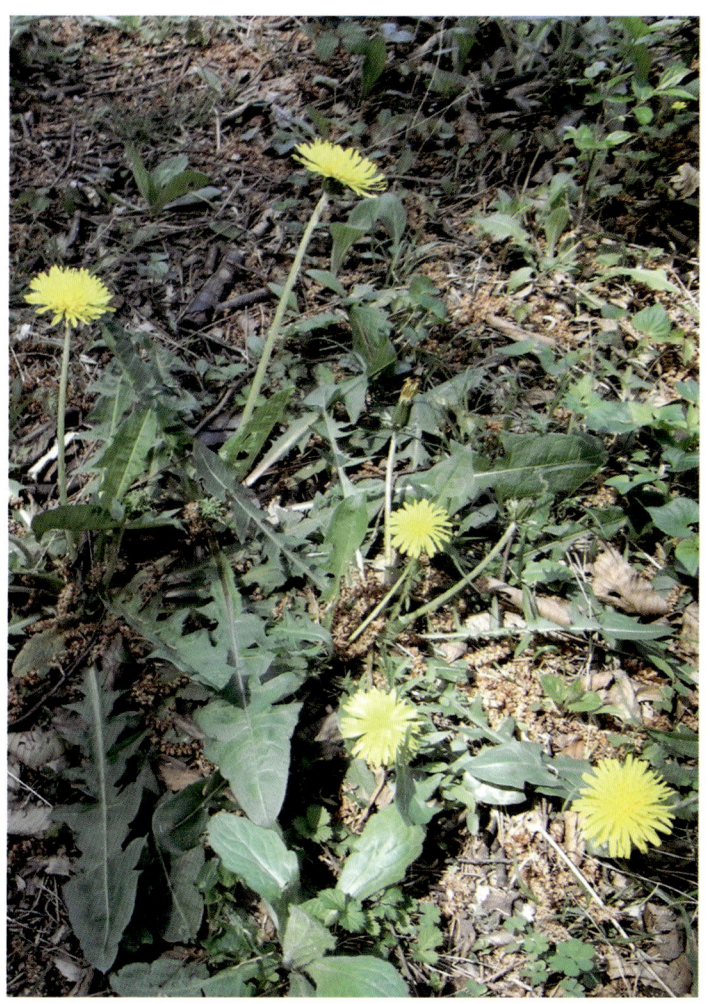

포도차

포도나무는 거의가 목본성 덩굴식물로 덩굴손을 뻗는데, 길이가 17m 이상 자라기도 한다. 녹색의 작은 꽃이 핀 다음 열매가 맺어지고 색상은 거의 검은색이지만, 붉은색과 호박색 등 다양하다.

▶ 약재의 효능
피부미용·감기예방·가슴이 두근거림·식은 땀·구역질·구토·설사·족통·신염수종·임병·류머티즘·피로회복 등에 효과가 있다.

▶ 준비할 재료
포도 50g · 물 종이컵 2컵.

▶ 약차 만드는 방법
1. 재료를 다관에 담고 물을 부어 끓인다.
2. 끓으면 약한 불에 25분 더 끓인다.

▶ 음용하는 방법
식후 찻잔 1잔씩 하루에 2회 마시면 된다.

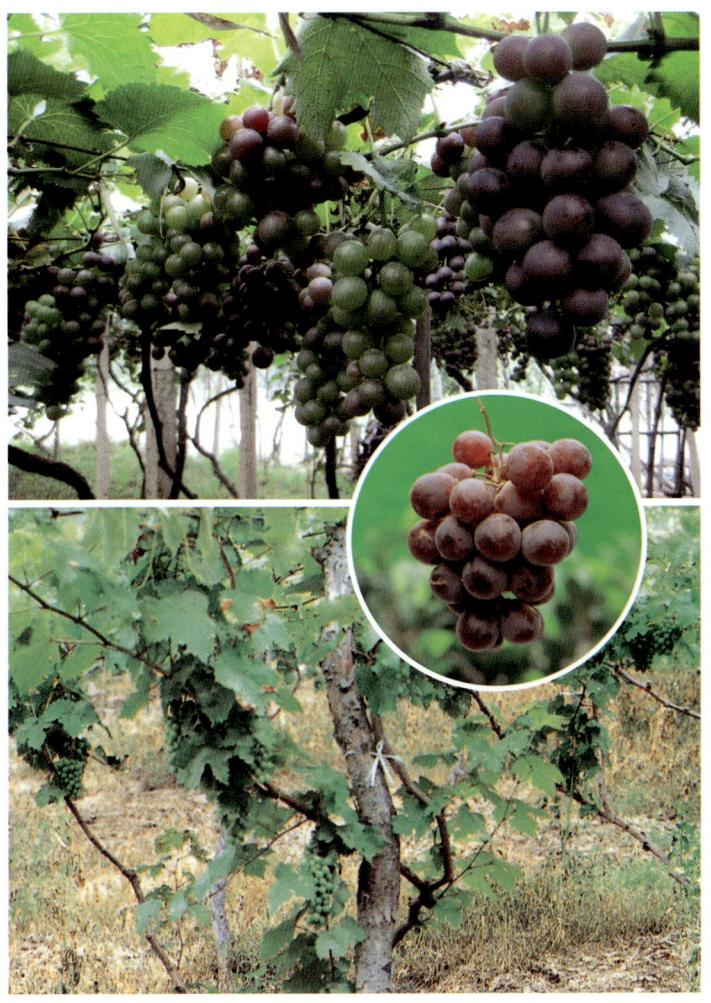

한국의 건강 약차

하수오차

하수오는 마디풀과의 다년생풀로 중국에서 들어온 덩굴성 약용식물이다. 키는 3~4m이고 뿌리줄기가 땅속으로 뻗고 덩이뿌리를 형성한다.

▶ 약재의 효능
관상동맥경화예방 · 심장병 · 고지혈증 예방과 치료 · 자양강장증진 · 이뇨작용 · 채질개선 · 반신마비 · 관절통 · 설사 · 월경과다 · 자궁출혈 · 내장기능강화 등에 좋다.

▶ 준비할 재료
하수오 6g · 물 종이컵 2컵.

▶ 약차 만드는 방법
1. 재료를 깨끗이 씻어 물기를 제거한 다음 얇게 썬다.
2. ❶을 다관에 담고 끓는 물을 붓는다.
3. 2~3분 우려내면 완성된다.

▶ 음용하는 방법
공복에 찻잔 1잔씩 하루에 3회 마시면 된다.

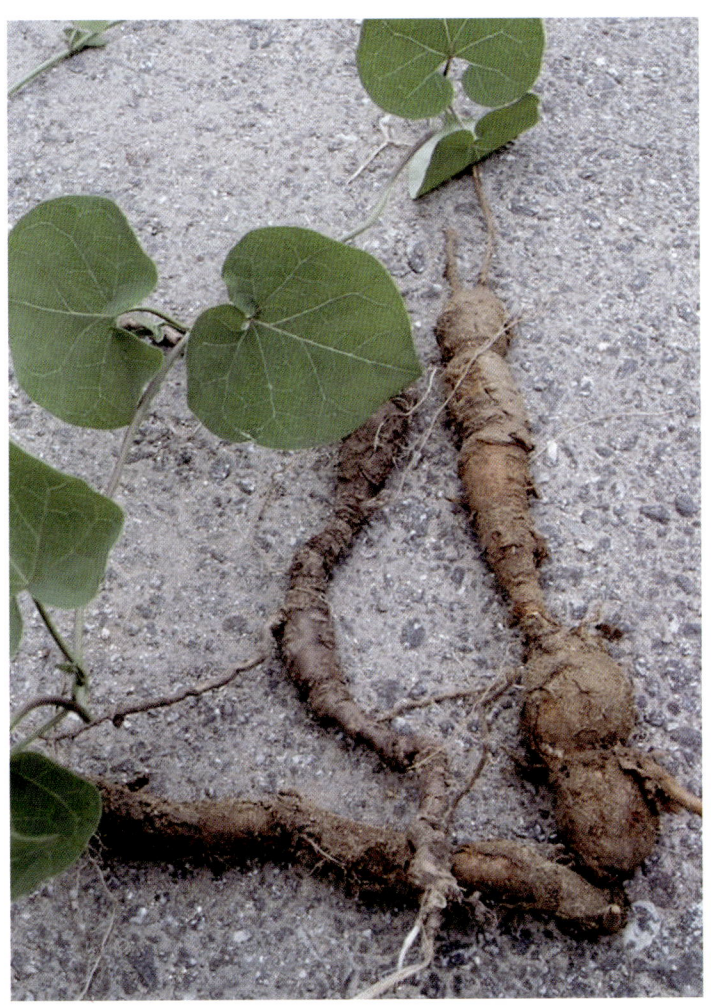

행인차

행인은 살구의 속씨다. 열매는 핵과이며 둥글며 털이 많으며, 7월에 황색을 띤 붉은색으로 익는다.

▶ 약재의 효능

진해 · 거담 · 이뇨 · 강장 · 변비 · 해열 · 소종 · 기침 · 천식 · 기관지염 · 인후염 등에 효과가 좋다.

▶ 준비할 재료

살구 속씨 6g · 쌀 6g · 물 종이컵 3컵.

▶ 약차 만드는 방법

1. 재료를 끓는 물에 살짝 데친다.
2. ❶의 속껍질을 벗기고 쌀과 함께 믹서로 간다.
3. ❷를 다관에 담고 물을 부어 끓인다.
4. 끓으면 약한 불로 40분~1시간 더 끓인다.

▶ 음용하는 방법

식후 찻잔 1잔씩 하루에 1회 마시면 된다. 행인은 중독성이 있기 때문에 먹는 양을 조절하고 장복하지 말아야 한다.

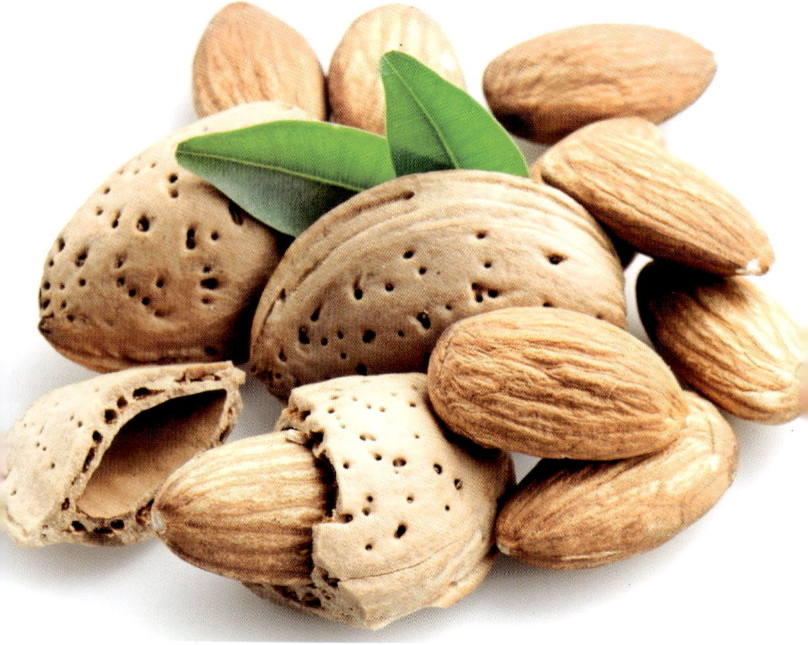

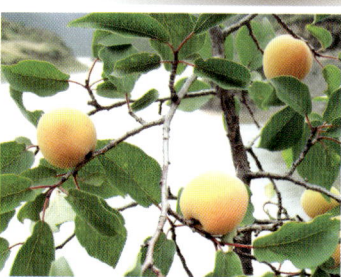
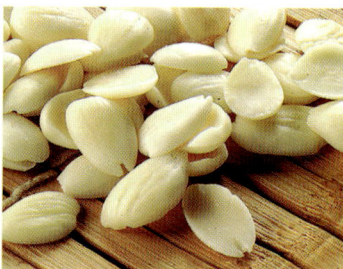

현미차

현미는 벼에서 왕겨만을 벗겨내고 정백하지 않은 쌀을 말한다. 백미보다 저장성이 좋다. 현미의 구조는 바깥쪽부터 과피·종피·호분층 등으로 구분하고 쌀겨층과 쌀알기부의 작은 배와 배젖으로 이뤄져 있다.

▶ 약재의 효능

대장암예방·혈중콜레스테롤감소·당뇨예방과 치료·다이어트·심장병·항암효과·해독·각기병·변비 등에 좋다.

▶ 준비할 재료

현미 50g · 물 종이컵 3컵.

▶ 약차 만드는 방법

1. 재료를 냄비에 담아 살짝 볶아둔다.
2. ❶에 물을 붓고 끓인다.
4. ❷가 끓으면 30분 더 끓이면 된다.

▶ 음용하는 방법

끼니 사이에 찻잔 1잔씩 수시로 마시면 된다.

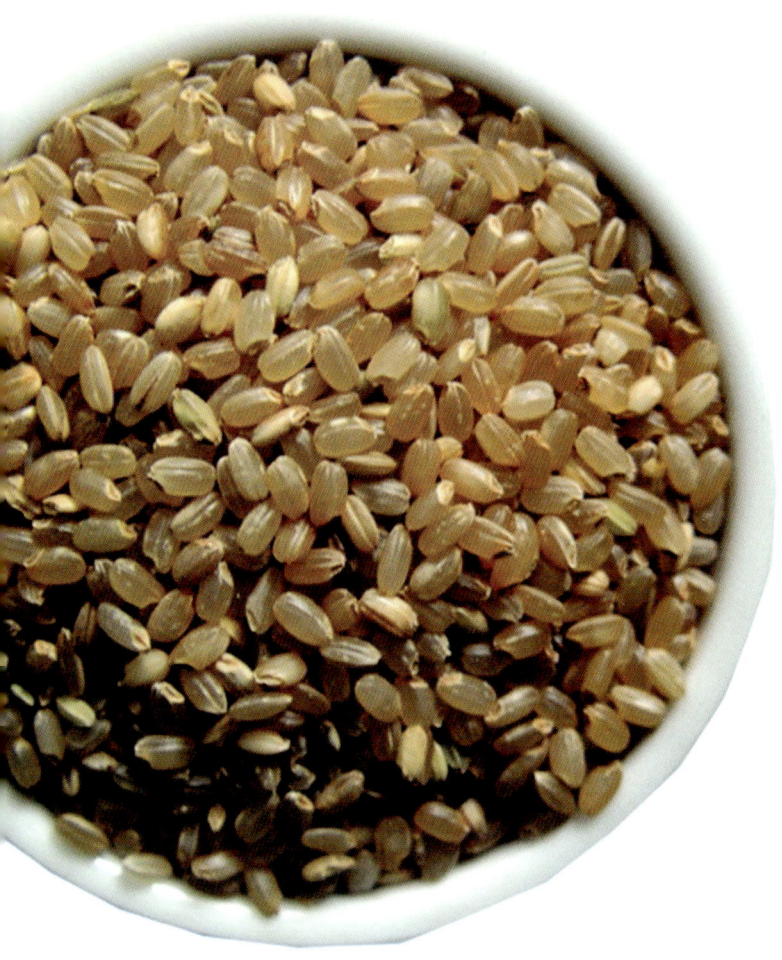

호두차

호두나무는 가래나무과의 낙엽교목으로 키가 20m이고 수피는 회백색이며 깊게 갈라진다. 열매는 둥글고 털이 없으며 핵은 갈색의 넓은 난형으로 봉선을 따라 주름이 많다.

▶ 약재의 효능

자양강장 · 병후회복 · 요로결석 · 만성기관지염 · 노화방지 등을 비롯해 노약자와 임산부의 원기회복 및 촉진에 매우 좋다.

▶ 준비할 재료

호두 30개 · 설탕 50g · 물 종이컵 2컵.

▶ 약차 만드는 방법

1. 호두의 껍데기와 속껍질을 벗긴 후, 믹서로 곱게 간다.
2. ❶을 냄비에 넣어 설탕과 물을 붓고 끓인다.
3. ❷가 끓으면 약한 불에 20분 더 끓이면서 젓는다.
4. ❸에서 1큰 술 떠서 끓는 물을 붓고 잘 풀어주면 된다.

▶ 음용하는 방법

끼니 사이에 찻잔 1잔씩 하루에 2~3회 마시면 된다.

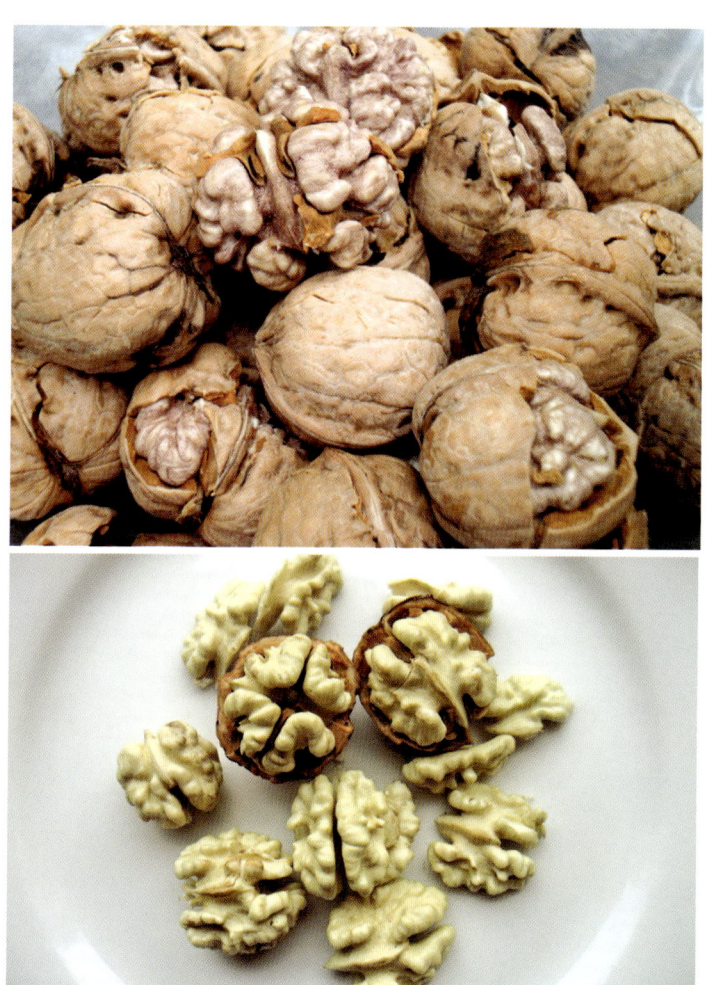

황기마늘차

황기는 콩과의 다년생풀로 키가 1m 정도이고 줄기가 곧추선다. 마늘은 백합과의 다년생 식물로 꽃대가 작은 비늘줄기에서 올라와 꽃이 피지만 씨를 맺지 못한다.

▶ 약재의 효능

만성피로 · 정력부족 · 불면증 · 이뇨 · 권태 · 식은땀 · 해독작용 · 발기부전 · 혈액순환 등에 좋다.

▶ 준비할 재료

황기 60g · 마늘 10쪽 · 꿀 약간 · 물 종이컵 3컵.

▶ 약차 만드는 방법

1. 황기를 깨끗이 씻어 손질하고 마늘은 껍질을 간다.
2. 재료를 다관에 담고 물을 붓고 끓인다.
3. ❷가 끓으면 약한 불로 40분 더 끓인다.
4. ❸이 완성되면 건더기를 걸러내면 된다.

▶ 음용하는 방법

끼니 사이에 찻잔 1잔씩 하루에 2회 마시면 된다.

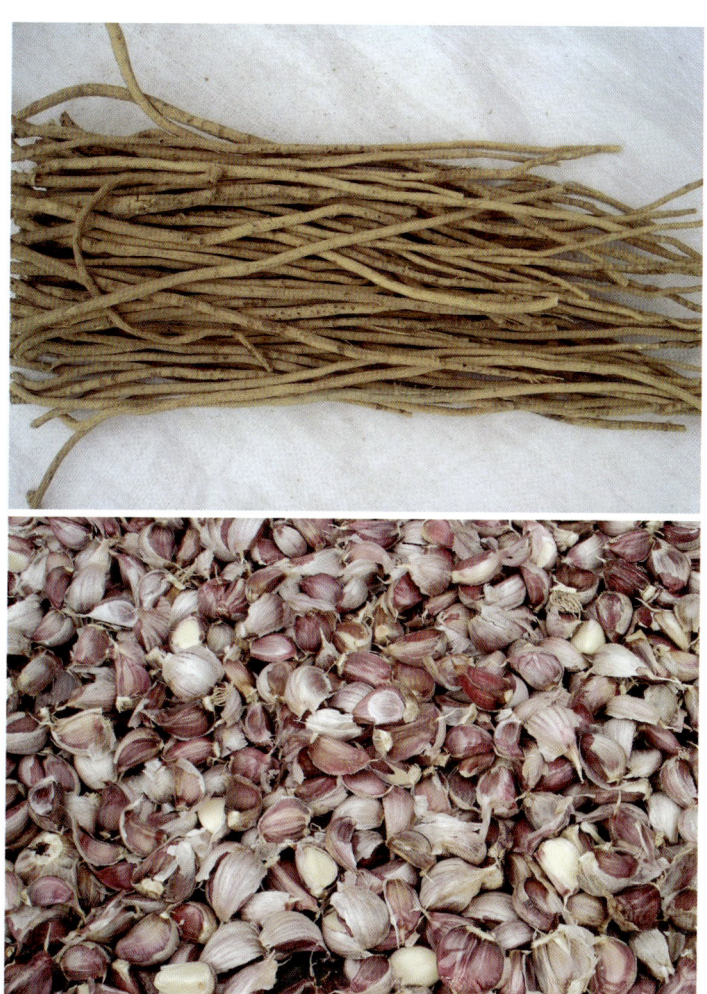

황기차

황기는 약효가 뛰어나다고 기著를 조합한 것이다. 7~8월에 담황색 꽃이 피는 황기는 총상화로 핀다. 가을에 채취해 뇌두와 잔뿌리를 제거하고 햇볕에 말려서 보관한다.

▶ 약재의 효능
빈혈 · 다한증 · 식욕향상 · 면역강화 · 노화방지 · 항암효과 · 골다공증 · 자궁출혈 · 어지럼증 예방 · 우울증 · 무기력증 · 설사예방 등에 매우 효과적이다.

▶ 준비할 재료
황기 7g · 대추 8개 · 생강 1뿌리 · 감초 3g · 물 종이컵 10컵.

▶ 약차 만드는 방법
1. 재료를 용기에 담고 물을 붓고 끓인다.
2. ❶이 끓으면 약한 불에 4시간 더 끓이며 양이 1/3이 되게 한다.

▶ 음용하는 방법
끼니 사이에 찻잔 1잔씩 따뜻하게 하루 3번 나눠 마신다.

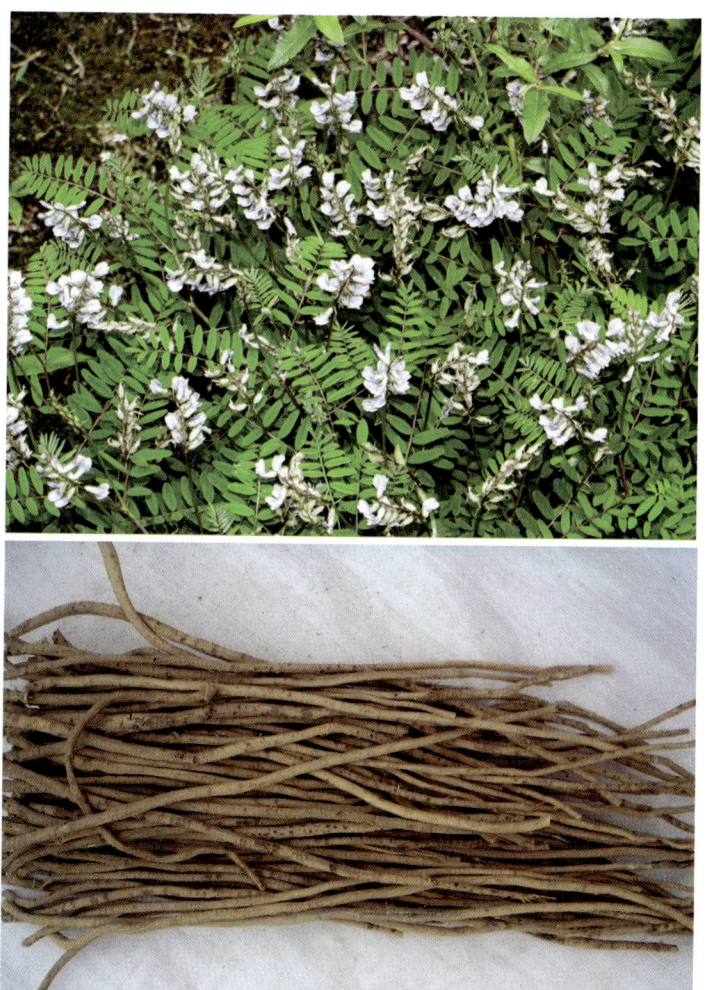

홍화차

홍화는 엉겅퀴와 비슷한 꽃으로 과거에 붉은 염료를 얻기 위해 재배했다. 꽃이 매우 붉어서 음식물의 색깔이나 옷감의 염료나 화장품 등으로 활용된다.

▶ 약재의 효능
생리불순 · 골다공증 · 정혈제 · 냉습 · 어혈 · 관상혈관확장 · 혈압강하 · 타박상 등에 효과가 좋다.

▶ 준비할 재료
홍화 200g · 설탕 100g

▶ 약차 만드는 방법
1. 재료를 깨끗하게 씻어 물기를 제거한다.
2. ❶을 설탕으로 절인 다음 밀봉해 15일 정도 재워둔다.
3. 15일 후 ❷에서 1큰술을 떠서 끓는 물에 풀어 마신다.

▶ 음용하는 방법
끼니 사이에 찻잔 1잔씩 하루에 2회 마시면 된다. 많은 양을 마시면 어혈을 강하게 풀어주기 때문에 낙태 위험이 있다.

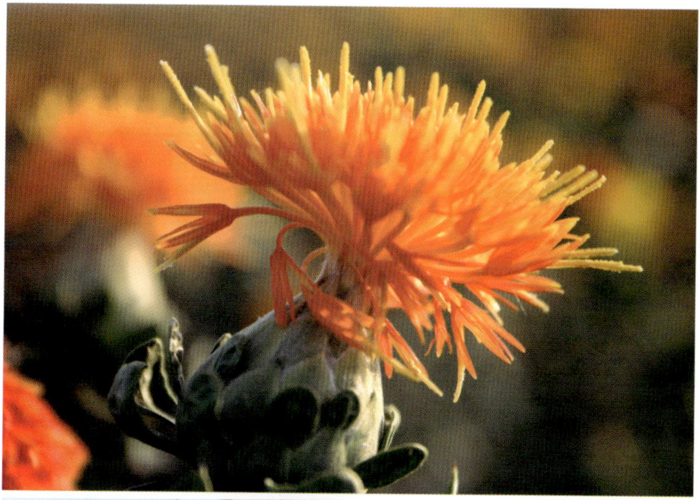

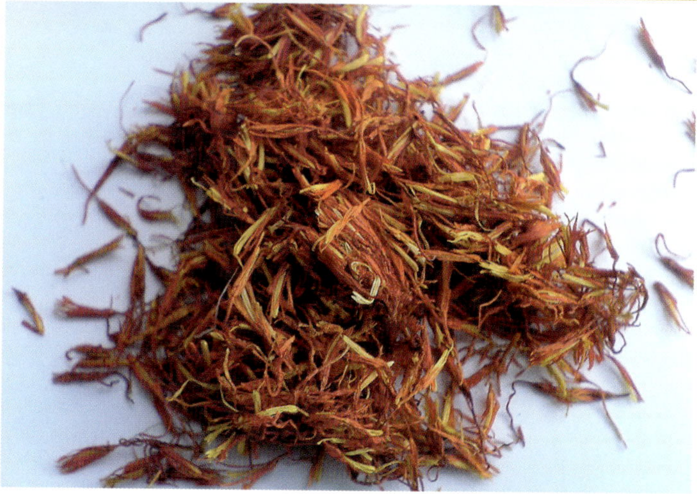

흑두감초차

검은콩서리태과 감초를 혼합해 만든 약차이다. 콩의 성숙한 씨는 식품으로 쓰는데, 단백질이 풍부하고 적당한 양의 철분과 비타민 B_1, B_2가 들어 있어 식용으로 애용하고 있다.

▶ 약재의 효능
가슴이 답답하고 기가 뭉친 화병을 비롯해 현기증과 이뇨작용 등에 마시면 확실하게 치료가 된다.

▶ 준비할 재료
검정콩 10g · 감초 10g · 물 종이컵 2컵.

▶ 약차 만드는 방법
1. 준비한 재료를 깨끗이 씻어 물기를 제거한다.
2. ❶을 다관에 담고 물을 붓고 끓인다.
3. ❷가 끓으면 약한 불에 30분 더 끓인다.

▶ 용하는 방법
끼니 사이에 찻잔 1잔씩 수시로 마시면 된다.

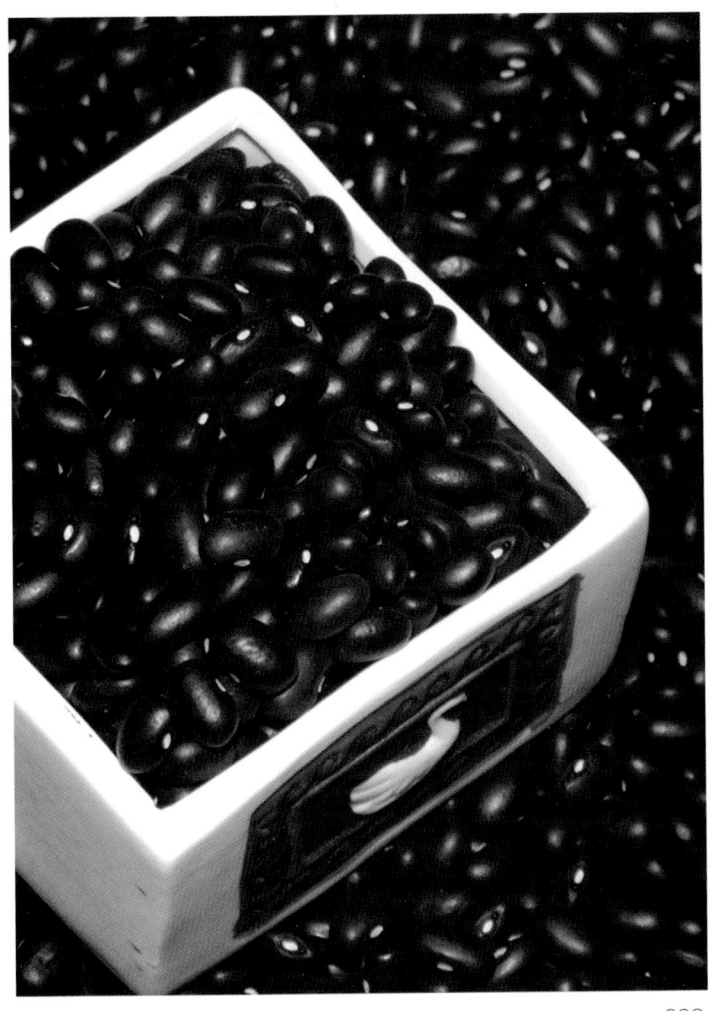

아욱차

레몬을 넣으면 청색에서 보라색으로 변하는 차로 유명하다. 아욱을 차로 이용하는 부위가 씨이므로 먼저 씨를 채취하여야 한다. 씨의 채취는 여름에서 가을 사이에 잘 여문 것으로 채취하여 햇볕에 말린 다음, 비벼서 씨를 털고 불순물을 없앤다. 이것을 한지봉지 등에 넣어 습기가 없고 통풍이 잘 되는 장소에 보관하면서 차로 이용한다.

▶ 약재의 효능
차에는 변통을 조절해주고 미백효과도 있다.

▶ 준비할 재료
아욱씨 6g · 물 600㎖.

▶ 약차 만드는 방법
1. 아욱씨를 타지 않을 정도로 살짝 볶는다.
2. 재료와 물을 다관에 넣고 약불로 서서히 달인다.

▶ 음용하는 방법
하루에 2~3잔으로 나누어 마신다.

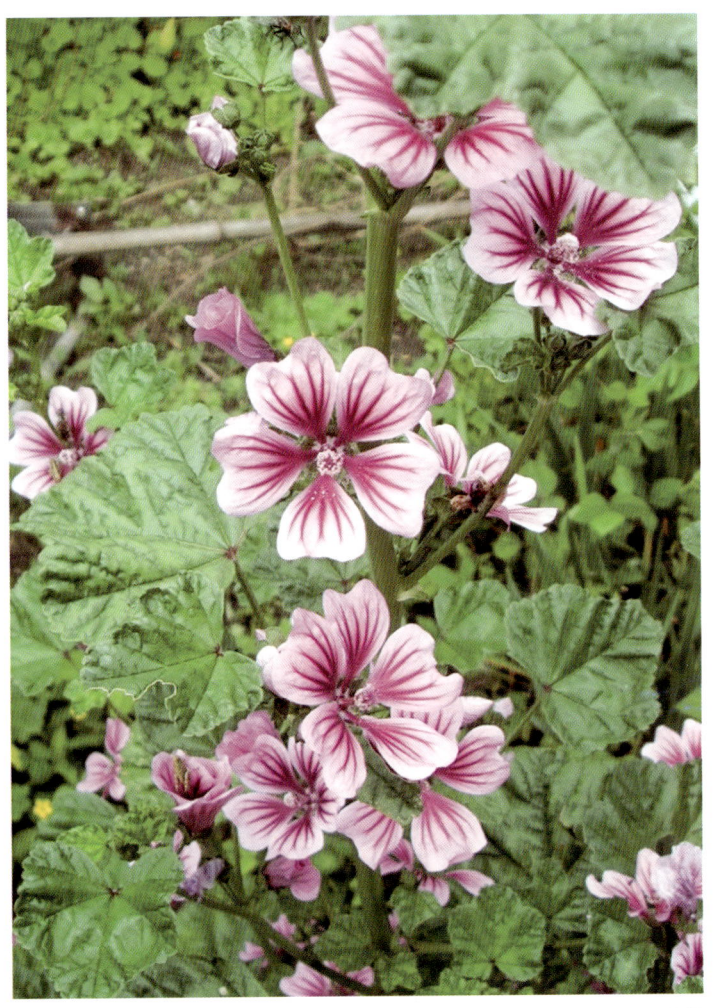

미나리차

초봄부터 초여름이 제철로 알려져 있지만 요즘은 사계절 모두 먹을 수 있는 건강차다. 미나리는 뿌리와 잎 및 줄기를 모두 사용한다. 땀띠가 심할 때 미나리 생즙을 발라주면 개선효과를 볼 수 있다.

▶ 약재의 효능
폐기능강화, 위장에 좋다. 고혈압 환자나 고열이나 일사병 등에도 좋다. 갈증을 해소시켜주며 술 마신 뒤 열독을 다스리기도 하며 머리를 맑게 해준다.

▶ 준비할 재료
말린 미나리 20g · 물 1리터.

▶ 약차 만드는 방법
재료와 물을 다관에 넣고 약불로 서서히 달인다.

▶ 음용하는 방법
하루에 2~3잔으로 나누어 마신다.

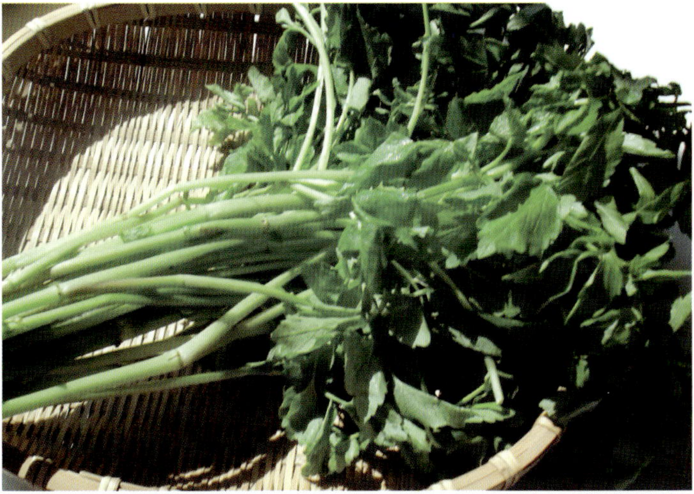

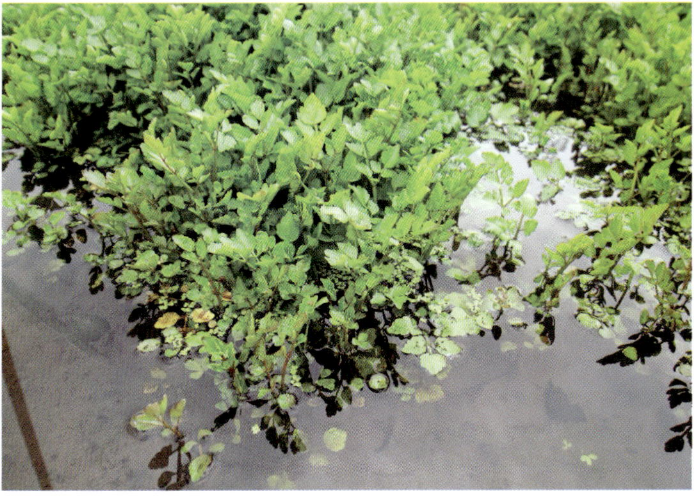

한국의 건강 약차

질경이차

질경이차는 잎을 이용하거나 씨를 이용하는데 두 가지를 함께 이용하기도 한다. 봄에서 여름 사이에 신선한 잎을 채취하여 햇볕 또는 그늘에 말린다. 잎이 잘 마르면 한지봉지 등에 넣어 습기가 없고 통풍이 잘 되는 곳에 보관한다.

▶ 약재의 효능
만성간염 · 고혈압 · 기침 · 가래, 설사 · 변비 · 구토 등에 좋다.

▶ 준비할 재료
말린 미나리 20g · 물 600ml.

▶ 약차 만드는 방법
1. 잎을 이용할 때는 물 600ml에 재료를 약 5~6g 생것은 10g 정도를 넣고 약한 불로 서서히 끓인다.
2. 씨를 이용할 때는 3~5g을 위와 같이 달여 마신다.

▶ 음용하는 방법
하루에 2~3잔으로 나누어 마신다. 맛 조정을 위해 벌꿀이나 설탕을 약간씩 가미해서 마시면 좋다.

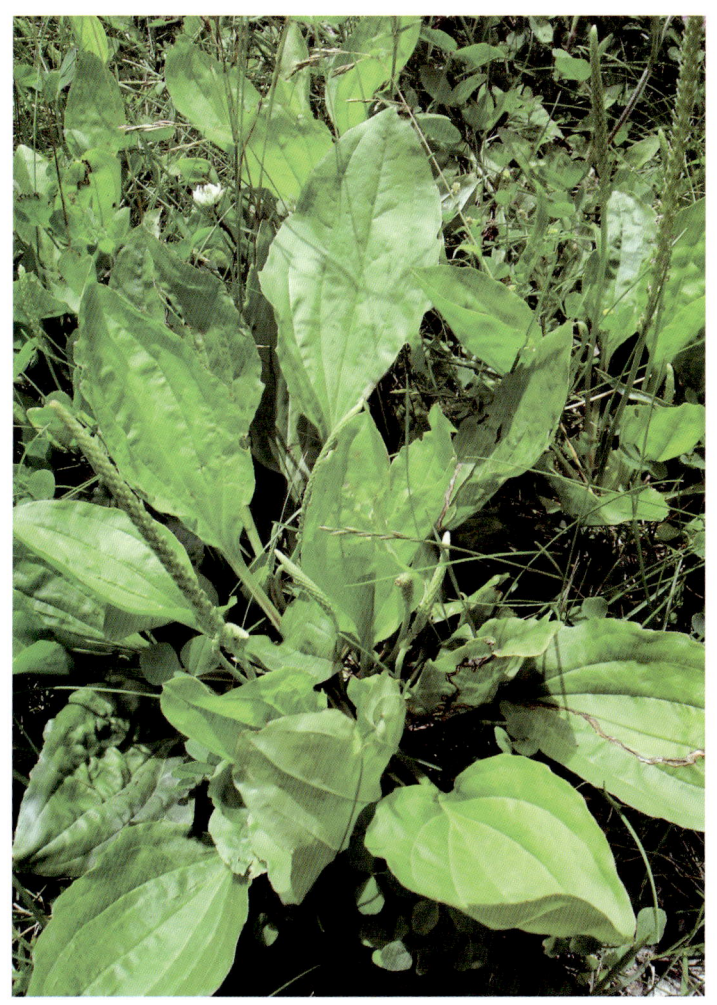

우엉차

우엉차의 주성분은 폴리페놀이다. 보통 폴리페놀은 레드와인에 풍부하게 함유된 성분으로 건강에 좋다고 잘 알려져 있다.

▶ 약재의 효능
신장기능 향상 · 부종개선 · 항균작용 · 피부노화방지 등에 좋다.

▶ 준비할 재료
말린 우엉채.

▶ 약차 만드는 방법
1. 우엉의 흙을 털어내고 잘 씻어 껍질째 얇게 자른다.
2. 신문지 위에 펼쳐 반나절 정도 햇볕에 말린다.
3. 프라이팬에 기름을 두르지 않고 10분 정도 천천히 볶는다.
4. 연기가 나기 직전에 불을 끄고 그대로 찻주전자에 넣고 끓인 물을 따르면 완성이다

▶ 음용하는 방법
하루에 1~2잔, 공복에 마신다.

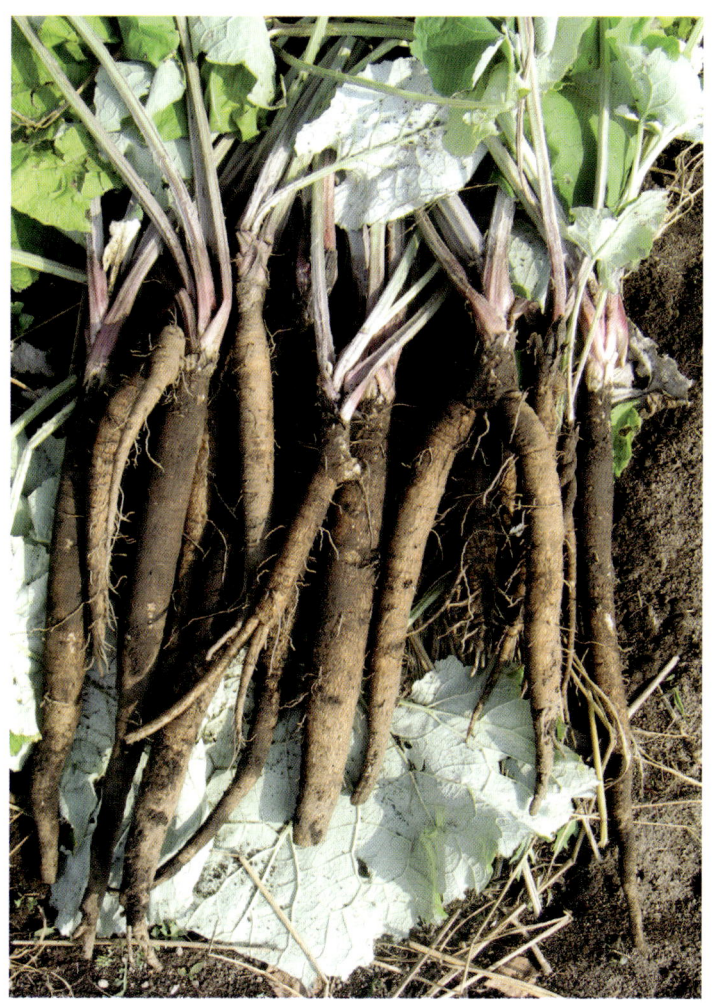

치커리차

치커리차는 치커리를 끓여 만든 차이다. 치커리는 유럽 여러나라에서 예부터 재배되고 있는 국화과의 숙근초다.

▶ 약재의 효능

치커리의 쓴맛은 인타빈intavine이라는 성분으로 소화촉진과 혈관의 기능을 강화하는 데 효과가 있다. 장내 균총 개선 및 정장작용을 하여 변비를 해소하고, 체내 콜레스테롤의 재흡수를 저해하고 변으로 배설하게 하여 콜레스테롤 수치를 낮추는 작용을 한다.

▶ 준비할 재료

치커리 적당량.

▶ 약차 만드는 방법

1. 치커리를 씻어 말린 뒤에 냄비에 넣고 물을 부어 끓인다.
2. 치커리차가 끓기 시작하면 불을 줄여 푹 달인 후에 찌꺼기를 건져낸다.

▶ 음용하는 방법

수시로, 공복에 마신다.

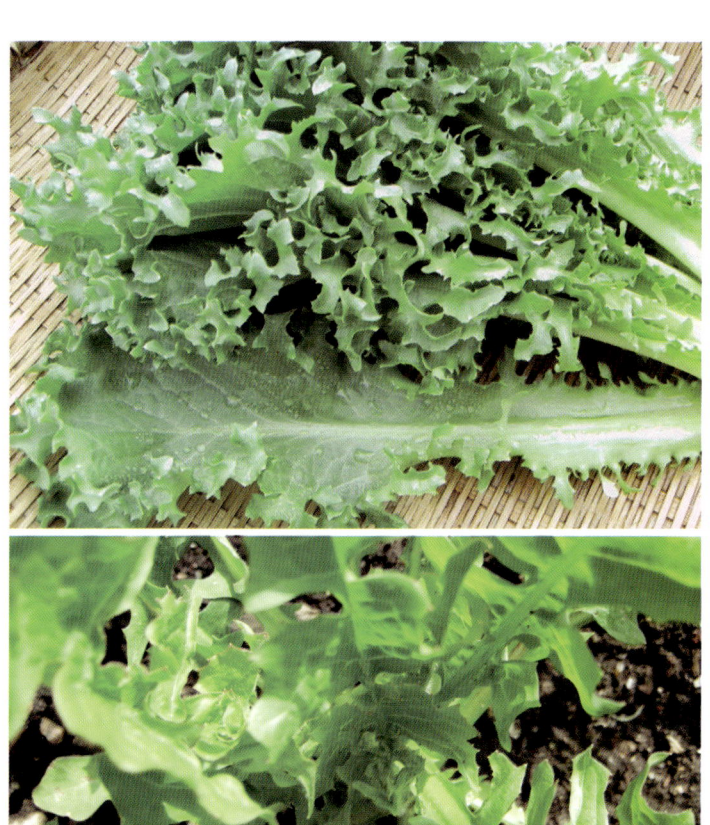

진달래차

진달래차의 이용부위는 오로지 나뭇잎이다. 산진달래나무의 잎을 만산홍滿山紅 또는 두견杜鵑이라 부르고 있다. 꽃을 먹기도 하는데 이는 삼가야 한다. 오로지 잎만 차의 재료로 쓸 수 있다.

▶ 약재의 효능
거담, 진해 등에 효과가 있다.

▶ 준비할 재료
진달래 나뭇잎 9~10g, 물 600ml.

▶ 약차 만드는 방법
1. 여름부터 겨울 사이에 잎을 채취하여 그늘에 말린다.
2. 물 600ml에 말린 나뭇잎 9~10g을 넣고 약한 불로 서서히 오래 달인다.

▶ 음용하는 방법
하루 2~3잔으로 나누어 마신다. 맛 조정을 위해 설탕이나 벌꿀을 약간 가미하여도 좋다.

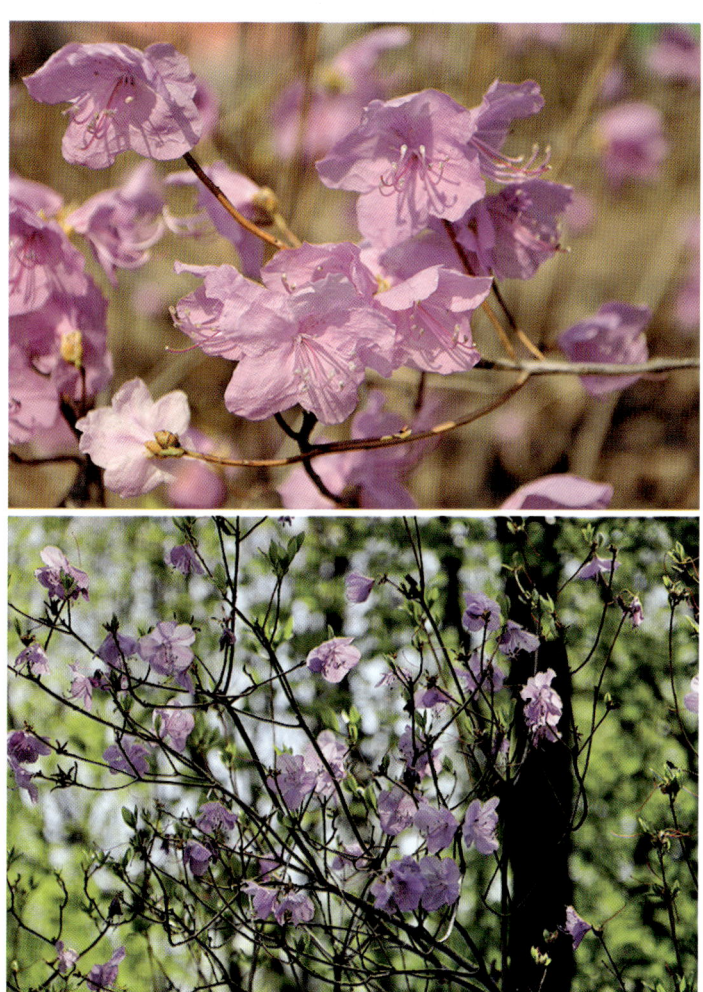

해바라기차

해바라기는 향일화向日花 · 조일화朝日花라고도 한다. 아무데서나 잘 자라지만, 특히 양지바른 곳에서 잘 자란다.

▶ 약재의 효능

급성 고지혈증高脂血症 및 만성 콜레스테롤 혈증血症 예방 · 거풍 · 해열 · 류머티즘 등에 효과가 있다. 또 이뇨에도 좋다.

▶ 준비할 재료

해바라기씨 15~20g · 물 600ml.

▶ 약차 만드는 방법

1. 잘 말린 씨를 먼저 살짝 볶는다. 볶는 요령은 씨의 겉껍질이 약간 그을릴 정도를 볶아야 한다.
2. 차의 분량은 물 600ml에 볶은 해바라기씨 15~20g을 넣고 약한 불로 서서히 달인다.

▶ 음용하는 방법

2~3잔을 낼 수가 있으며 하루 용량도 2~3잔이다.

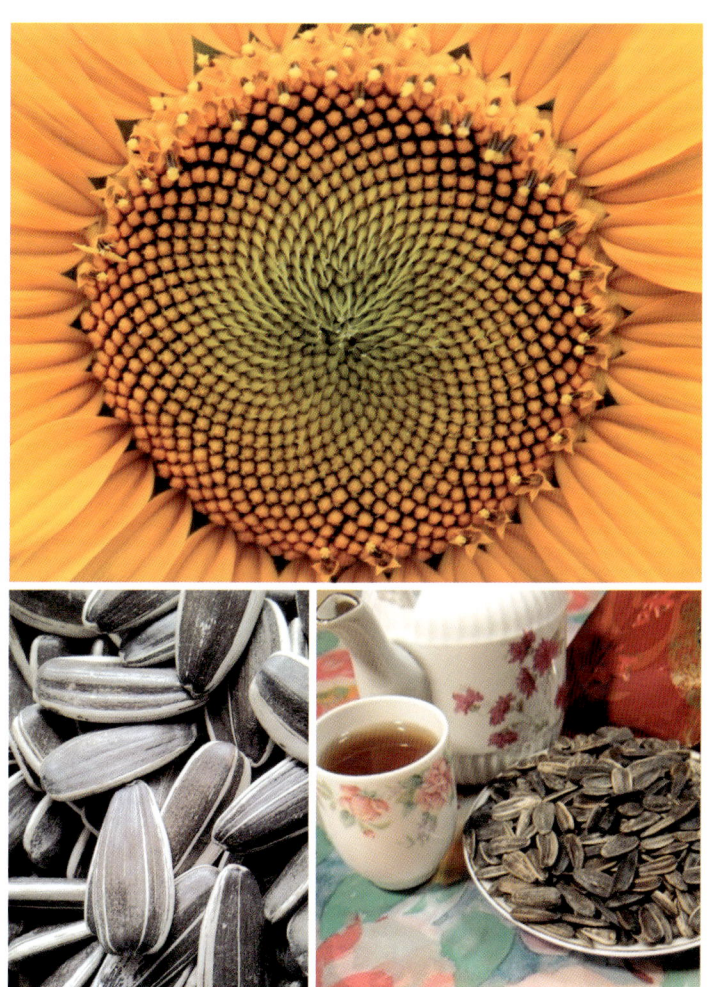

건강약차

초판 1쇄 발행 2012년 1월 10일
초판 3쇄 발행 2023년 4월 20일

글·사진 자연을 담는 사람들
펴낸곳 아이템북스
펴낸이 박효완

출판등록 2001년 8월 7일 제2-3387호
주소 서울시 마포구 동교로 75
전화 02-332-4337
팩스 02-3141-4347

● 파본이나 잘못된 책은 교환해 드립니다.